临床评价核心指标集
研究方法与实践

主 审
张伯礼　李幼平

主 编
张俊华　王海南

上海科学技术出版社

内 容 提 要

临床疗效评价指标的选择和测量是关乎临床研究价值的关键环节,但评价指标存在的不一致、不规范、不公认等问题,是导致临床研究浪费的重要因素,而研制同类病证临床疗效评价的核心指标集(COS)是解决指标问题的有效途径。本书首次系统地阐述 COS 的价值、基本概念、研究方法、技术规范及实践案例,对中医药核心指标集研究方法、存在问题和发展策略也进行了系统性论述。本书是第一部 COS 研究方法学专著,内容涵盖了国内外 COS 研究的最新成果,对开展 COS 相关研究具有重要的参考价值,可供广大医学科研工作者参考阅读。

本书出版受到以下项目支持:

国家自然科学基金项目(81473544;82074583);

天津市杰出青年科学基金项目(20JCJQJC00120)。

图书在版编目(C I P)数据

临床评价核心指标集研究方法与实践 / 张俊华,王海南主编. -- 上海 : 上海科学技术出版社,2021.8
ISBN 978-7-5478-5393-1

Ⅰ. ①临… Ⅱ. ①张… ②王… Ⅲ. ①临床医学一指标 Ⅳ. ①R4

中国版本图书馆CIP数据核字(2021)第124032号

临床评价核心指标集研究方法与实践

主编 张俊华 王海南

上海世纪出版(集团)有限公司
上海 科 学 技 术 出 版 社 出版、发行
(上海钦州南路 71 号 邮政编码 200235 www.sstp.cn)

上海雅昌艺术印刷有限公司印刷

开本 787×1092 1/16 印张 12.25
字数:250 千字
2021 年 8 月第 1 版 2021 年 8 月第 1 次印刷
ISBN 978-7-5478-5393-1/R·2325
定价:98.00 元

编写委员会

主 审

张伯礼　李幼平

主 编

张俊华　王海南

副主编

胡镜清　孙　鑫　田金徽　郑文科

编 委

（按姓氏笔画排序）

王　辉	王可仪	王虎城	王保和	元唯安	牛柏寒
申春悌	邢冬梅	朱明军	刘春香	孙　凤	杜　亮
李　凯	李　楠	李雪梅	何丽云	张　冬	张　莉
张　婷	张　磊	张永刚	张明妍	杨丰文	杨忠奇
陆　芳	陈　哲	欧　益	庞　博	季昭臣	金鑫瑶
胡海殷	赵宏杰	姚　晨	费宇彤	高　亚	高　蕊
唐健元	黄宇虹	曹璐佳	谢雁鸣	喻佳洁	蔡慧姿

序 一

中医药学是中华民族的伟大创造,具有独特的理论体系和防病治病的方法,为维护人民健康发挥重要作用。中医药虽然古老,但其理念和方法并不落后。面对百年未遇的新冠肺炎疫情,中医药早期介入、全程参与,在阻断疫情蔓延、减少轻症转为重症、降低病死率等方面发挥了关键作用,成为中国疫情防控的一大亮点,也是中医药传承精华、守正创新的生动实践。

疗效是硬道理,是中医药传承发展的根本,几千年的人用历史,也是宏观疗效检验的过程。但是中医药与时俱进,要回答当代生命科学及维护健康的关键问题,就必须拿证据说话,而证据的产生需要用科学的研究方法,这是学术界和社会公众的基本共识。世界卫生组织在20世纪末亚太地区传统医药大会报告中指出,世界要以开放的头脑接受传统医药,而传统医药要被广泛接受依赖于疗效的肯定,其中的关键环节在于研究方法的科学性。"中医药临床疗效评价创新方法与技术"入选2019年中国科协重大科学问题和工程技术难题,也表明疗效评价是中医药传承发展过程中需要解决的瓶颈问题。

循证医学的发展为中医药临床疗效评价提供了新的理念和方法学借鉴。二十多年来,中医药临床研究设计、实施和质量控制等技术体系不断发展,中医药临床研究数量和质量也不断提升,一批高质量研究成果在国际高影响力期刊发表,产生了较高的学术影响。然而,中医药临床疗效评价技术体系还不完善,还存在许多基础性关键问题没有很好解决,符合中医药疗效特点的评价指标不明确就是一块基础性短板。临床研究设计的四大要素中,评价指标尤为关键,因为指标是否科学合理直接影响研究结果的价值和实用性。西医临床疗效评价指标问题,在中医药临床研究中也都存在,同时也有特殊的问题。如指标差异大,导致相似研究结果不能横向比较或合并分析;指标科学性不强,导致研究结果不能得到广泛认可;盲目追求新颖性,常常会忽视临床重要性,导致研究结果不能反映患者、临床医生或政策制定者的需求;机械套用西医评价指标也会产生"以西律中"问题;过度强调终点结局,又会错过对中间指标及疗效规律的认识。我多年前就讲过,对老指标不过冷,对新指标不过热,关键要"有用"。西医的指标不是不能用,若研究西医的疾病就应该采用西医的评价指标；若是研究一个证候，就必须建立中医证候指标；即使对病的评价，中西医疗效也有差异，要突出中医药作用的特点和优势，这就要研究科学合理的评价指标。因此，梳理中医药干预不同病种的疗效评价指标，构建体现中医药特色和优势的指标体系，是一项关键性的基本工程，也是中医药疗效评价和证据转化应用的关键问题。

解决中医药临床研究指标存在的这些共性问题，建立中医药临床研究核心指标集（COS－TCM）是重要途径。天津中医药大学循证医学团队率先开展中医药核心指标集研究，完成了第一个中医药 COS 研究，承担了第一个国家自然科学基金项目，研制了第一个中医药 COS 技术标准，建立了第一个核心指标集研究中心（ChiCOS）。特别在这次抗疫初期，提出"控制轻转重"是疗效评价的核心指标，得到国内外学者的广泛认同。

张俊华研究员和全国从事该领域的一线专家联合编写的专著《临床评价核心指标集研究方法与实践》是一项标志性成果。该书第一次全面系统介绍了国内外 COS 研究进展，既讲理论方法，又讲实践操作，重点介绍了中医药核心指标集研究案例，具有很强的指导性和实践性。

核心指标集研究是一个新的领域，方法学还在不断发展完善之中。中医药核心指标集研究应遵循"国际标准＋中医特色"的基本原则，不仅要重视国际公认的评价指标，也要充分考虑指标的实用性和中医药特点；不仅是研究"测什么"，还要重视"怎么测"；不仅要利用好已有的指标，还要研制适合中医药作用特点的新指标。希望本书的出版能起到一个启迪作用，引导各个专科病种认真总结临床经验，提炼出疗效特点和优势，更加注重中医药综合作用、滞后效应，能科学规范地研究相应的核心结局指标，进一步提升中医临床研究的质量及结果的实用性和公认度。

千里之行，始于足下。核心指标集研究工作有了一个良好的开端，希望国内外同道一起扎扎实实做下去，产生实实在在的成效。书将付梓，谨书以上认识，权充为序。

张伯礼

中国工程院院士
天津中医药大学名誉校长
中国中医科学院名誉院长
2021 年 6 月·天津团泊湖畔

序 二

循证医学自 1992 年诞生以来,以其科学快速处理海量信息、生产合成复杂问题综合干预证据的方法学作为支撑,针对全球及各国卫生健康重大需求,从解决临床问题入手,迅速带动相关领域的研究与发展,成为世界卫生组织实现千年目标、联合国实现可持续发展议程、中国实现"健康中国 2030"战略的重要方法和证据支持。循证医学创造了以人为本、基于证据、成本效果综合最优的决策理念,创建了证据生产、获取和评价为一体的转化应用技术体系,创建了跨国家、跨地域、共建共享的知识传播和持续改进合作模式,影响着全球医疗卫生领域的方方面面,成为近百年来医学发展的一个重要里程碑。今年是全球循证医学诞生的第三十个年头,其应用领域已从临床医学向公共卫生、护理、药学、人文等更多领域拓展,逐步形成循证科学体系,成为指导医疗卫生科学决策的基本理论与方法。

1996 年循证医学引入中国,并与中国的医疗卫生实践需求和条件相结合,以学科、平台、梯队和体系建设为支撑,在周密顶层设计下坚持产、学、研、用一体化推进,取得了长足进展,循证中医药学科的建设就是循证医学中国化的一个标志性成果。1999 年我曾撰文指出,循证医学是科学评价中医药疗效,帮助中医药走出国门的重要方法。25 年来,中医药学、循证医学和相关多学科专家共同开展了大量中医药循证评价研究,原始研究、二次研究和证据转化研究的数量快速增长,质量也逐步提高,一批高质量的研究结果发表在国际知名期刊,产生了广泛的学术影响。多个中医药循证医学研究团队逐步形成,成为循证医学知识传播和实践转化的主力军。

天津中医药大学循证医学中心在张伯礼院士指导下,完成了首个在"WHO 国际临床试验注册平台"注册的多中心大样本中医药随机对照试验,开创中医药大规模循证评价研究的先河,起到引领示范作用。在张俊华教授领导下,继续开展卓有成效的工作:首次提出"循证中医药学"的概念和内涵,明确了发展方向和任务;发布《循证中医药研究北京宣言》;建立循证中医药研究组织;搭建国际交流学术平台,积极推动循证中医药学科发展。他们不断开拓进取,解决了多个中医药循证评价领域的技术难题:创建了首个专业化中医药循证评价证据平台(EVDS)和中药安全性全生命周期监测体系和管理系统(ADRS),研制了中成药临床优势定位方法和中药证据指数分析方法，周密的顶层设计产生系列研究成果，为中医药高质量证据的生产和转化奠定了方法学基础。

"中医药核心指标集研究技术方法"是该团队又一项标志性成果。临床研究评价指标普遍存在不一致、不规范、不公认和不重要等问题，受到全球临床研究者及方法学家的广泛关注。2010 年前后，核心指标集（COS）概念的提出和国际研究组织（COMET）的成立，标志着循证医学研究方法从重视报告规范、偏倚控制到重视研究结果临床价值的重大转变。张俊华教授团队以位卑未敢忘忧国的责任和担当，推动该研究领域与国际接轨：注册首个中医药 COS 研究方案，完成首个国家自然科学基金项目，研制发布首个中医药 COS 研究技术标准。在 COMET 支持下，天津中医药大学循证医学中心与中国循证医学中心共同创建中国临床试验核心指标集研究中心（ChiCOS），推进我国临床研究评价指标选择、测量和报告的科学化和规范化发展。

核心指标集研究是一个新领域，急需针对重大问题和尚未满足的需求，通过系统设计和深入研究，生产高质量科学证据，实现及时转化，同步后效评价，不断优化并提高研究问题的质效和解决问题的绩效。急需培养教育出一批训练有素，有理想、有责任和有担当精神，又有真才实学、功底扎实和丰富实战经验的一线研究者、教育者，去真诚帮助一线的管理者和实践者，以确保更精准、高效的选题、审题、研究、转化。急切呼唤一部全面、系统介绍 COS 研究方法的专著。

在张伯礼院士大力支持下，张俊华教授发起并组织全国从事该研究领域的一线专家联合编写了专著《临床评价核心指标集研究方法与实践》，首次全面系统地介绍了国内外 COS 研究的最新进展与方法。本书理论联系实际，突出中医药特色；不仅有助学习核心指标集相关知识，也是开展核心指标集研究的指导手册；适合临床医务人员、医学生、医学期刊编辑、医药企业研究人员和医疗卫生管理者参阅。

书将付梓，为彰先进，欣为之序！也希望编写团队注重更新，止于至善。

中国循证医学中心创建主任
中国 Cochrane 中心创建主任
2021 年 6 月·成都

前　言

近年来,医学研究中的资源浪费问题受到了广泛关注。2009年,循证医学创始人之一Iain Chalmers爵士在《柳叶刀》发表文章指出:生命科学领域有85%的研究是多余的,造成了每年超过千亿美元的研究资源浪费。造成研究浪费的因素主要包括:研究问题重要性不足、研究方法设计不恰当、发表文献难以获得以及报告偏倚等。过去20年,临床研究透明化进程快速推进,在研究方案设计与注册、过程质量控制与数据共享、成果报告规范等方面均取得了突出成效,大大推动了临床研究质控水平的提升。然而,当前的成果主要体现在偏倚控制方法学和操作规范层面,而对于临床研究结果的价值以及提升临床研究价值的方法重视不够,成果不多。

根据临床实践需求提出一个科学研究问题,并能够采用合理的疗效评价指标进行测评,是保障临床研究价值的基本要求。疗效评价指标的选择和测量是关乎临床研究价值的关键问题。2010年,COMET(Core Outcome Measures in Effectiveness Trials)工作组成立,明确提出核心指标集(COS)研究是减少临床研究浪费问题的一个重要切入点,这具有里程碑意义。COMET致力于整合COS研究与应用实践方面的资源,创新COS研制的方法学和技术规范,促进信息共享和学术交流,有效推动了COS研究的深入与发展。目前,已有2430余个研究机构参与了COS的相关研究工作,研究热点领域包括癌症、风湿病、神经病、心脏和循环疾病、骨科及创伤、胃肠病、传染病、肺和呼吸道疾病、牙科和口腔健康、妊娠和分娩、内分泌和代谢疾病、皮肤病等。

2006年,我们在开展中医药疗效评价、Meta分析等研究的过程中,发现了中医药临床研究疗效评价指标存在的一系列问题,在积极探索解决方案的同时,提出了评价指标规范化的设想。国际上COS概念的提出,更加坚定了我们开展该方向研究的信心和动力。我们注册了第一个中医药COS研究方案,获得了第一个国家自然科学基金项目,第一次系统介绍了COS研究框架,发布了第一个中医药COS研制团体标准。为了加快COS研究工作的系统性和规范性,在COMET支持下,中国循证医学中心和天津中医药大学循证医学中心于2019年7月19日成立了中国临床试验核心结局指标集研究中心(Chinese clinical trial core outcome set research center，ChiCOS）。ChiCOS 网站、公众号及国内首个 COS 研究专业数据库均已成功上线运行，为我国 COS 研究的开展与推广提供了专业化的平台支撑。

当前，国内外 COS 研究快速发展，新的方法和技术规范不断完善。核心指标集研制方法、研究方案及研究结果报告规范、测量工具研究方法等指导原则陆续发布，为相应工作的开展提供了基本遵循。核心指标集研究实践数量也在增长，涉及多个疾病领域，覆盖多个国家和地区。在应对新冠肺炎疫情中，国内外团队联合，在很短时间内研制了新冠肺炎防治临床疗效评价核心指标集，为相关临床试验的设计及证据评价提供了具有临床重要性的评价指标。

为进一步推广 COS 研究技术方法，ChiCOS 牵头组织相关专家学者，共同编写了《临床评价核心指标集研究方法与实践》，系统阐述 COS 的价值、基本概念、研究方法、技术规范及实践案例。全书共分为 6 个章节，第一章介绍了临床试验的评价指标、指标分类，以及存在的问题；第二章介绍了核心指标集基本概念及国内外研究进展；第三章系统解读了核心指标集研制和发表技术规范；第四章介绍了核心指标集研制方法及技术流程；第五章介绍了中医药临床研究指标存在的问题；第六章阐述了中医药核心指标集研究的特点、典型案例及重点工作方向和任务。本书首次系统介绍了国内外 COS 研究的技术方法和进展，对开展 COS 相关研究具有理论指导和实践参考价值。

核心指标集研究方法与实践还处于初期阶段，相关标准和技术规范也在不断完善之中，随着实践应用的深化，相关技术方法也将不断更新。本书是该领域的第一本专著，由于实践基础比较薄弱，在内容的完整性和编排方面还存在不足之处，有待进一步完善，希望广大读者提出建议和意见，我们将于再版时加以修订完善。

最后，谨代表编委会对本书中引用和参考的国内外成果所属相关学术组织和个人表示真挚的感谢！

编者

2021 年 6 月

目　录

第一章

临床研究与评价指标

药品等医疗干预措施是维护健康的重要手段,为科学认知不同干预措施的有效性、安全性及经济性,需要对相应的干预措施开展评价研究。评价,即评估价值,通过对评价对象各方面进行量化/非量化的测量和综合分析来确定价值。评价的内容一般包括某种干预措施是否有效、效应大小、安全性、作用特点、作用机制以及经济效益等。评价的过程也是研究的过程,对医疗措施价值进行评价需要开展相应的研究,包括非临床研究和临床研究。根据研究阶段划分,临床研究包括上市前临床研究和上市后临床研究;根据待评价干预措施的不同,临床研究可分为药物临床研究和非药物临床研究。

为保证临床研究的科学性、实用性和可行性,需要科学合理的方案设计、规范的实施过程管理和严谨的数据分析报告。本章内容主要介绍临床研究的基本概念及研究方案设计的四个要素,重点阐述临床疗效评价指标及存在的问题。

第一节

临床研究基本要素

根据世界卫生组织(World Health Organization,WHO)、人用药品注册技术国际协调会(International Conference on Harmonization,ICH)和国家药品监督管理局发布的临床试验质量管理技术规范,将临床研究定义为:对人类受试者进行的任何研究,旨在发现或验证试验产品的临床、药理及其他药效作用;确定试验产品的不良反应;研究试验药物的吸收、分布、代谢和排泄,目的是确定试验产品的有效性与安全性[1~3]。

广义上,ICH认为临床试验和临床研究是同义词;而狭义上,临床研究的概念较临床试验更为宽泛。因为,临床研究类型可以分为观察性研究和试验性研究。观察性研究不分配干预措施,通常不限制临床诊疗行为,如队列研究、病例对照研究、病例报告等;而临床试验要分配干预措施,通常要对研究条件进行一定的限制,根据受试者分组情况,又可以分为随机对照临床试验和非随机对照临床试验。此外,为与产品注册申请开展的临床试验相区别,医生或其他主体开展的自发临床试验常称为"临床研究"。临床研究方案设计由"PICO"四要素组成,即受试对象(patients/population,P),干预措施(intervention,I),对照措施(control/comparison,C),评价指标(outcome,O)。在随机对照双盲试验的设计与实施中,还要遵循随机化分组、分配隐藏、盲法等基本原则[4,5]。

一、受试对象

(一) 受试对象的概念

受试对象又称研究对象,临床研究中称为受试者、患者、健康志愿者或受试人群等。受试对象的选择应根据研究目的与内容进行确定[6]。如研究临床疗效时,受试对象为某病的确诊患者;探索某种诊断方法时,受试对象为确诊为某病的患者和未患该病的人;队列研究等观察性研究通常纳入自然人群。

(二) 受试对象的选择

临床研究选择受试对象时,首先应明确疾病诊断标准,中医药研究还会附加中医证型分类诊断标准,再根据研究需要对受试者特征进行限定,制定纳入和排除标准。制定标准时,应该使用国内外公认的诊断标准,纳入和排除标准根据实际情况进行拟定[6]。

临床研究的受试对象应考虑种族、性别、年龄、职业、生活习惯及社会因素等。为保证研究质量和研究成本,还需要考虑研究样本的同质性、代表性、敏感性和依从性。同时,还要重视伦理学要求,即不选择已知可能有害或潜在有害的人群作为受试对象。例如,孕妇、儿童等人群。以患者为研究对象时应考虑患者的一般情况、病种、病程、分期、分型、病情程度以及治疗与护理情况等。

二、干预措施

(一) 干预措施的概念

干预措施指研究者根据研究目欲施加给受试对象的某些措施,如药物、外科手术、预后因素等。干预措施的不同等级称为干预措施的水平,如药物、毒物为干预措施(因素),其剂量就是水平。因素与水平是相对的,一般来说因素下面包括水平。在设计研究方案时,无论有几个因素或水平,都必须保证各因素及水平的可控性,否则会降低研究可行性。

（二）干预措施的选择

在研究设计阶段，需要明确定义干预措施。如在随机对照试验中，分别描述试验组和对照组干预措施的名称、施加方法、疗程等内容[4,5]。干预措施为中药时，应报告其组成、功效及主治；中药汤剂最好有质控方法，如药材产地、加工炮制方法、煎服法等。开展临床研究，应保证干预措施在整个试验过程中相对稳定，一般要求固定不变[7]。但在真实世界研究中，干预措施可能存在不完全一致问题。如开展中医药辨证施治和随症加减的临床研究，干预措施会存在动态变化。

在临床研究中，与干预措施同时存在的所有影响研究结果的干扰性因素都称为非处理因素，如年龄、体重、营养状况等。因此，应结合专业知识区分干预措施与非处理因素，并通过选用合适的研究设计方法预防和控制非处理因素的影响。一个非处理因素符合两个条件即是混杂因素：参与研究过程，影响试验效应；在不同处理组中分布不同。研究者要重视对混杂因素的控制，采取相应措施，尽可能使混杂因素在各组中分布基本一致，排除混杂因素产生的效应，减少误差，保障干预措施效应的真实性和可靠性[4,6]。

三、评价指标

（一）评价指标的概念

干预措施作用于受试对象会产生一定的效应，包括有益或有害的作用，干预的效应通过对相关评价指标的测量和数据分析来表达。指标一般分为有效性、安全性、经济性等类型。

（二）评价指标的选择

对于任何一项临床研究，能否科学、合理选择评价指标，决定了试验能否取得有实用价值的结果。若指标选择不当，不能准确地反映干预措施的效应，研究结果就会偏离研究价值。在选择评价指标时应注意如表 1-1 中所述的特征[4,6]。

表 1-1　评价指标的特征

特征	描述
关联性	指标与研究目的有着密切联系，能够确切地反映干预措施的效应，可通过查阅文献资料或理论推导，或通过预试验验证其关联性
客观性	尽量选用能被测量的客观性指标，即可以借助理化检查等手段获得拟观测指标的数据

特征	描述
灵敏性	指标对干预措施所产生的效应具有高敏感性，即研究效应有变化时，指标值能充分反映这种变化
特异性	即指标的排他性。特异性高的指标更易揭示出干预方法的本质特点
稳定性	即指标的变异程度。多采用变异系数评价指标的稳定性，变异系数越小，指标稳定性越高
精确性	精确性包括评价指标的准确度和精密度。准确度是指观察值与标准值（真值）的接近程度，准确度越高，测量值越接近真值，误差则越小，指标的可靠性越高；精密度是指重复观察时观察值与其平均值的接近程度，精密度越高，说明重复的测量值越接近，证明检测设备或手段的稳定性越好

四、对照措施

（一）对照的概念

设置对照，即设立参照系，是临床研究非常重要的原则。对照组是与试验组处于相同试验条件下的一组受试者，两组的唯一差别在于：试验组接受新疗法治疗，对照组接受安慰剂或标准疗法治疗。将试验组与对照组做比较，排除其他因素的影响，使干预措施的相对效果真实地显现出来，以获得有参考价值的研究结果[6,7]。

（二）对照的选择

1. 标准对照

又称标准疗法对照或阳性对照，是临床研究中最常用的一种对照方式，对照组给予临床上公认的、效果肯定的药物或治疗方法进行治疗，以判断试验药物或疗法是否优于现行的药物或疗法。适用于已知有肯定疗效的治疗方法的疾病。

2. 安慰剂对照

又称阴性对照。安慰剂不含有有效成分，通常以淀粉、乳糖、生理盐水等制成，其剂型、大小、颜色、重量、口味等均与试验药物相似。安慰剂对照只适用于那些当前尚无有效治疗方法的疾病，或安慰剂的使用对该病病情、治疗经过及预后基本没有影响。安慰剂对照一般与盲法结合使用。

3. 空白对照

指对照组未施加任何干预。一般情况下，临床研究不设置空白对照，只有一些特殊情况可考虑使用空白对照：①试验药物的不良反应非常明显，以致不能实施盲法，安慰剂对照不比空白对照更优。②治疗方法非常特殊，安慰剂对照无法实施或实施起来非常困难。

在中药临床研究中，中成药、日常治疗、阳性药、模拟剂的如下组合构成了中医药临床试验常用的对照类型[6,7]：①中成药 VS 安慰剂。②（中成药＋日常治疗/阳性药）VS（中成药模拟剂＋日常治疗/阳性药）。③（中成药＋阳性药模拟剂）VS（中成药模拟剂＋阳性药）。④（中成药＋阳性药模拟剂＋日常治疗）VS（中成药模拟剂＋阳性药＋日常治疗）。

如果某疾病还缺少有效治疗，可进行安慰剂对照试验（①）；如果有阳性药在临床推荐使用，在有证据表明中成药具有优势时，可以进行双盲双模拟试验（③或④）；如果中成药与标准治疗合用有增效或降低风险的潜在作用，可以设计加载试验（②）。

参 考 文 献

［1］ World Health Organization. Handbook for good clinical research practice（GCP）：guidance for implementation. 2005.

［2］ Guideline for Good Clinical Practice ICH E6（R2）ICH Consensus Guideline［EB/OL］.［2021－03－12］. https://ichgcp. net/1-glossary/.

［3］ 国家药监局　国家卫生健康委关于发布《药物临床试验质量管理规范》的公告（2020 年第 57 号）［EB/OL］.（2020－04－26）［2021－03－12］. https://www. nmpa. gov. cn/zhuanti/ypzhcglbf/ypzhcglbfzhcwj/20200426162401243. html.

［4］ 李幼平. 实用循证医学［M］. 北京：人民卫生出版社，2018.

［5］ 王家良. 临床流行病学［M］. 上海：上海科学技术出版社，2014.

［6］ 申杰，王净净. 医学科研思路与方法［M］. 北京：中国中医药出版社，2016.

［7］ 张俊华，孙鑫. 循证中医药学［M］. 上海：上海科学技术出版社，2018.

| 第二节 |

评价指标及分类

临床研究的最终目的是为临床治疗决策提供依据，科学合理选择恰当的评价指标是临床研究的重要环节之一。干预措施作用的比较，需要通过评价指标的测量和分析来表达，有效性是临床研究的评价重点，根据临床病症和干预措施的不同，选择的疗效指标也不同。根据不同需求，临床疗效评价指标有不同的分类方法。

一、有效性、安全性及经济学指标

世界卫生组织将有效性定义为医疗卫生干预措施的效果。美国卫生技术评估中心认为，有效性是在理想的使用条件下，患有特定疾病的个体接受医疗服务后可能获得的收益。有效性评价的数据可来源于临床试验及各种观察性研究。

安全性指标指干预措施在对病情发生影响的同时，有可能会对特定患者造成的不适甚至伤害的情况。临床上主要通过记录分析不良反应、不良事件(包括严重不良事件),对干预的安全性进行评价。

经济性主要是从卫生技术投入与产出的角度探讨不同干预措施中何种卫生技术的使用更为经济。卫生技术的经济性评价方法主要有成本分析、最小成本分析、成本-效果分析、成本-效益分析和成本-效用分析等。

对现行卫生技术及新技术进行有效性、安全性与经济性的评价,有助于遴选出效果好而风险相对较小的医疗卫生技术,淘汰危害大而效果差的技术,有助于促进卫生技术资源的合理配置[1]。

二、计量指标与计数指标

临床研究中,按评价指标的数量特征可分为计量指标和计数指标[2]。计量指标指能够被检测并以计量单位表示的指标,如身高、体重、血压、血糖、血细胞计数等。计量指标能客观地反映治疗效应及其变化,所以在指标的设计上应尽量选择计量指标。

计数指标指无适当尺度可以测量,只能以"是与否""有与无""有效与无效""存活与死亡"或"无效、好转、显效、痊愈"等分级表示的标准判断,再分别清点其数目的指标。计数指标适用于临床相关医学事件的评价。

三、主观指标与客观指标

临床研究中,按评价指标的性质可分为客观指标和主观指标[2]。各种量表评分多为主观指标,如患者自我报告、生活质量评定量表等。主观指标是来自受试者或研究者主观判断的描述,易受心理状态、暗示作用等影响,导致结果偏差。在开放性试验中(非盲),主观指标所得结果的可靠性较差。

客观指标指通过仪器或某些特定程序测量而得到的各种数值变量。理化指标均属于客观指标,死亡、中风、住院等事件的发生也属于客观指标。客观指标能够真实地显示试验效应的大小或性质,可靠性好。理化指标的检测需要借助仪器,一般成本较高,而且会影响受试者依从性。

四、终点指标与替代指标

终点指标一般指对患者影响大、患者最为关心及与患者切身利益密切相关的医学事件[2]。终点指标用于探讨干预措施对疾病结局的作用,通常在大样本、长期随访的研究中采用。终点指标的测量可以用率表示,如发病率、病死率、治愈率、缓解率、复发率和生存率等。比如在抗高血压药物的临床研究中可选择脑卒中、心血管事件和总病死率作为终点指标。评价终点指标通常需要长期随访、大量的样本和经费。

替代指标是指当无法直接测定临床效果或最终临床结局时,用于间接反映临床效果的指标[2]。替代指标应与临床效果存在内在关联,能用生物学作用机制加以诠释,应具备两者一致性的研究背景作为支撑[3]。替代指标所提供的用于临床效果评价的证据强度取决于:替代指标与研究目的在生物学上相关性的大小;替代指标对临床结局预后判断价值的流行病学证据;从临床研究中获得的干预措施对替代指标的影响程度与对临床结局的影响程度相一致的证据。

五、复合指标与综合指标

复合指标指两个或两个以上基础性指标组成的指标。临床研究设计时,若难以确定单一的主要指标,可按预先确定的计算方法,将多个指标组合构成一个复合指标。如临床上采用的量表就是一种复合指标。复合指标被用作主要指标时,组成这个复合指标的单个指标如果有临床意义,也可同时单独进行分析[3]。此外,当某些指标的变化与疾病过程和干预密切相关时,复合终点指标也得到应用。复合终点指标的优点是增加事件总数,减少研究所需样本。复合指标的问题是认可了各个指标与疾病过程具有同等的相关性和意义,而实际情况并非如此。当复合终点中只有一个成分指标差异有统计学意义时,不能作为肯定的结论去解释推广,需要进一步研究[4,5]。

综合指标是将客观指标和研究者对疗效的总印象有机结合后形成的评价指标,它通常是有序的等级指标。用综合指标来评价整体有效性或安全性,含有一定的主观成分。如果必须用综合指标作为主要指标应在研究方案中有明确公认的等级判断依据[3]。

六、主要指标与次要指标

临床研究中的主要指标又称主要评价指标,与研究主要目的有直接联系[2]。主要指标应在研究设计阶段确定。主要指标应根据研究目的选择易于量化、敏感性好、客观性强、重复性高,并在相关研究领域已有公认标准的指标[3]。若设计方案中存在多个主要指标,应考虑Ⅰ类错误的控制。

次要指标是指与研究目的相关的辅助支持性指标,或是与次要研究目的相关的指标[2]。在研究方案中,也需明确次要指标的定义,并对这些指标在解释研究结果时的作用以及相对重要性加以说明。次要指标数目也应适当,不宜过多,并且能回答与研究目的相关的问题[3]。

一个临床研究可能会包含多个指标,包括有效性、安全性、经济性指标等,既可能有客观指标、也可能有主观指标,但指标选用一定要与研究目的及临床价值相关联,明确主次之分。在数量方面,指标不是越多越好:指标太多,一方面增加试验费用,给研究者增加负担,导致研究者依从性下降；此外，多个指标采集需要更长的时间，特别是量表填写和生化检查，会影响受试者的依从性，导致失访增加。因此，不能期望一个研究解决多个问题，指标数量应与主要研究问题相匹配。

参 考 文 献

［1］李幼平.实用循证医学［M］.北京：人民卫生出版社，2018.
［2］申杰，王净净.医学科研思路与方法［M］.北京：中国中医药出版社，2016.
［3］王家良.临床流行病学［M］.上海：上海科学技术出版社，2014.
［4］Fox KA，Mehta SR，Peters R，et al. Benefits and risks of the combination of clopidogrel and aspirin in patients undergoing surgical revascularization for Non-ST-Elevation acute coronary syndrome：the clopidogrel in unstable angina to prevent recurrent ischemic events（CURE）trial ［J］. Circulation，2004，110（10）：1202 - 1208.
［5］Montori VM，Permanyer-Miralda G，Ferreira-González I，et al. Validity of composite end points in clinical trials ［J］. BMJ，2005，330：594 - 596.

第三节

评价指标存在的问题

选择合适的评价指标是临床研究设计的重要内容，但评价指标的选择方法并没有引起足够的重视。由于临床研究中疾病和治疗的复杂性，部分指标的适用范围及特点不明确，在选用评价指标时多凭借主观经验，具有很大的盲目性和随意性，导致研究结果出现脱离临床需求、同类研究数据不能合并或比较、选择性报告偏倚等系列问题。本节内容将从评价指标的选择、测量、报告等 3 个方面进行阐述。

一、评价指标的选择

（一）指标差异大，同类研究结果不能合并或比较

临床研究结果，特别是同类临床研究的系统评价/Meta 分析结果是指导临床医疗实践和健康决策的重要证据。对同类研究进行系统评价，可将多个临床研究结果进行综合，减轻医务人员获取信息的负担；同时，通过定量数据分析（Meta 分析）可以增加统计学检验效能，弥补单一研究样本量不足的缺陷，提供更全面、可靠的临床证据。然而，由于临床研究评价指标缺乏规范性，导致同类研究数据无法进行合并分析，也影响研究结果之间的比较，这种问题在进行系统评价/Meta 分析研究时经常遇到。如一项关于精神分裂症的回顾性分

析收集到 2 000 多个临床研究,使用的评价指标多达 640 个,如果加上测量工具与测量时点的差异,研究间的异质性将更加突出[1,2]。因指标差异导致研究结果不能合并或比较,势必降低系统评价结果的证据级别,同时不能使单个研究的价值得到充分发挥,间接导致卫生资源、研究资金和时间的浪费。

(二)评价指标缺乏实用性和重要性

不同主体对研究结果的需求存在差异。临床研究者一般会依据经验和文献选择评价指标,而这些指标对患者不一定重要,也不一定是卫生管理决策所需要的信息,从而导致研究结果不能反映患者、医生或者政策制定者等不同主体的需求,缺乏实用性[3~6]。

此外,选择评价指标缺乏规范标准,研究者主要从研究的周期、指标检测的难易程度及费用方面考虑,导致短期、简便的指标更容易被采用,而长期、重大终点事件的观察欠缺,导致研究结果缺乏重要性[7]。

临床研究的评价指标是否能反应患者、医务人员和政策制定者的需求,直接影响着临床研究的价值。然而,目前发表的很多临床研究指标存在"机械套用"的现象,不注重指标与疾病的内在相关性,忽视指标的层次性,导致临床研究结果不能很好满足临床决策的需求,也不能被学术界广泛认可[8]。

二、评价指标的测量

临床研究中,评价指标的测量应满足稳定可靠、简便易行的基本要求。无论是定性指标还是定量指标,其信息来源渠道必须通畅,且数据易于测量采集。如果数据难以采集或测量技术不稳定、不可靠,会导致研究难以开展或得不到准确可靠的数据。指标的可测性还体现在其区分不同评估对象方面,即用某一指标评估不同对象能反映出不同水平和状态[9]。

(一)评价指标测量方法规范性差

评价指标的测量需要稳定性好的方法、工具或仪器设备,将测量误差控制在最小范围,使测量值与真实值趋同。同一个评价指标可能有多种测量方法,同一测量方法又会受到测量工具、测量人员操作水平的影响。因此,临床研究方案设计阶段需要明确评价指标的测量方法并制订操作手册,在结果中清楚报告相关内容。

当前发表的临床研究中,测量工具和测量方法缺乏规范,甚至使用自拟的不公认的方法。特别是在多中心临床研究中,对中心之间的测量差异缺乏相应的控制方法,势必影响数据的可靠性和稳定性[10]。

(二)评价指标测量时点不合理

干预措施产生效应与疗程有一定关系,即时效性,这是反映干预措施作用特点的重要内容,也是临床实践需要的重要信息。因此,评价指标的测量时点,应根据干预措施的作用规律进行确定,同时要考虑疾病的演变和发展规律。当前临床研究评价指标的测量时点普遍存在不合理、不科学问题,干预疗程和测量时点既不适应干预措施的起效规律,也不符合疾病的转归规律。如呈现出慢性病疗程不足,急性病疗程过长等问题[11]。

(三)评价指标测量偏倚

测量偏倚是由于研究实施的过程中所用观察方法或测量方法不当所致。一方面与测量工具和方法相关,另一方面与测量者的技能和主观倾向相关。临床研究对测量偏倚的控制缺少足够的重视,测量工具的差异性和测量者的主观性缺乏相应的处理办法,影响测量数据的真实性和可靠性。

三、评价指标的报告

(一)评价指标描述不合理、不规范

同一个评价指标在不同研究中报告存在较大差异,主要是研究设计者和报告者缺乏对具体指标的科学认识和准确表述,导致指标描述不清,甚至错误[12]。此外,大量研究将各种定量指标(如血糖、血压)无依据地转换成分类指标,转化成模糊的"显效、有效、无效"等级资料,最终以百分率来表达研究结果。这种不合理的数据转换严重损失了原始数据信息,使读者不能从数据描述中理解干预措施的具体作用强度,同时也易夸大疗效,误导临床决策[8]。

(二)评价指标选择性报告偏倚

临床研究者倾向于得到阳性结果,学术期刊更愿意接收阳性结果的论文,导致临床研究发表偏倚问题突出[13]。Dwan 等研究发现,已发表的临床研究论文存在严重的结局报告偏倚,即从测量的评价指标中有目的地选择一部分阳性结果进行报告;还有一部分研究为寻求统计学阳性结果会改变研究方案确定的评价指标及其统计分析方法[14]。也有部分研究者为提高论文发表数量将同一个研究的不同指标分拆报告,严重影响了干预措施效果的全面评价,也会误导临床决策[15]。

综上,临床研究在选择评价指标时,需要遵循一定的规范和流程,要从干预措施的作用规律和疾病转归两个方面思考评价指标的选择、测量和报告,采用相应的措施提高指标的科学性、合理性和重要性,提升临床研究方案的科学性和可行性。要实现这些目标,需要建立一套评价指标遴选和共识的方法。

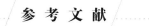 参 考 文 献

[1] Thornley B, Adams C. Content and quality of 2000 controlled trials in schizophrenia over 50 years

［J］．BMJ，1998,317(7167)：1181－1184.

［2］Adams CE，Awad G，Rathbone J，et al．Chlorpromazine versus placebo for schizophrenia ［J］．Cochrane Database of Systematic Reviews，2007,18(2)：CD000284.

［3］Gandhi GY，Murad MH，Fujiyoshi A，et al．Patient-important outcomes in registered diabetes trials ［J］．JAMA：The Journal of the American Medical Association，2008,299(21)：2543－2549.

［4］Sinha IP，Gallagher R，Williamson PR，et al．Development of a core outcome set for clinical trials in childhood asthma：a survey of clinicians，parents，and young people ［J］．Trials，2012,13(1)：103.

［5］Serrano-Aguilar P，Trujillo-Martín MM，Ramos-Goñi JM，et al．Patient involvement in health research：a contribution to a systematic review on the effectiveness of treatments for degenerative ataxias ［J］．Social science & medicine，2009,69(6)：920－925.

［6］Kirwan JR，Hewlett SE，Heiberg T，et al．Incorporating the patient perspective into outcome assessment in rheumatoid arthritis-progress at OMERACT 7 ［J］．The Journal of rheumatology，2005,32(11)：2250－2256.

［7］Sinha IP，Williamson PR，Smyth RL．Outcomes in clinical trials of inhaled corticosteroids for children with asthma are narrowly focussed on short term disease activity ［J］．Plos One，2009,4：e6276.

［8］张俊华,孙鑫.循证中医药学［M］.上海：上海科学技术出版社,2018.

［9］翁维良,易丹辉.中医临床研究质量控制与评估［M］.北京：人民卫生出版社,2015.

［10］申杰,王净净.医学科研思路与方法［M］.北京：中国中医药出版社,2016.

［11］王成岗,郭栋.流行病学与循证医学［M］.北京：中国中医药出版社,2018.

［12］陈世耀,刘晓清.医学科研方法［M］.北京：人民卫生出版社,2015.

［13］Williamson PR，Gamble C，Altman DG，et al．Outcome selection bias in meta-analysis ［J］．Statistical Methods in Medical Research，2005,14(5)：515－524.

［14］Dwan K，Altman DG，Arnaiz JA，et al．Systematic review of the empirical evidence of study publication bias and outcome reporting bias ［J］．Plos One，2008,3(8)：e3081.

［15］Clarke M．Standardising outcomes for clinical trials and systematic reviews ［J］．Trials，2007,8(1)：1－3.

第二章

核心指标集研究进展

核心指标集(COS)是新兴的研究领域,但也有较长的发展历程。本章主要介绍了 COS 基本概念、相关学术组织及发展历程,重点介绍了 COMET 和 ChiCOS 的工作和平台条件,并对 COMET 数据库和文献数据库收录的 COS 研究论文进行系统综述,总结了 COS 开展的情况和存在的局限性,可供读者了解 COS 国内外研究的现状。

第一节

核心指标集基本概念

一、核心指标集的提出

医疗卫生相关决策应基于当前可得的最佳证据,即循证决策,才能保障临床诊疗及卫生政策制定的科学性、合理性和可行性。临床使用的药品、器械及各种诊疗措施都应经过临床研究评价其疗效和安全性,而疗效和安全性的表达需要通过对相关评价指标的测量和分析[1]。评价指标是否科学合理,直接影响研究结果的价值和实用性。因此,评价指标是临床试验四大要素的重中之重。由于国内外对临床试验评价指标的研究不够重视,对评价指标的选择缺少方法学指导,导致目前临床研究的结局指标存在随意性、不一致、不规范、不重要、不公认等问题突出[2],如一项关于肿瘤临床研究的横断面调查发现,肿瘤相关研究中仅采用 1～2 次的指标就高达 25 000 多个[3]。Kirkham 等开展了关于 Cochrane Library 数据库中研究是否存在数据丢失的调查,发现约 71%(102/143)系统评价研究纳入的原始研究中缺乏关键指标,且18%研究预先确定的主要指标数据丢失[4]。评价指标存在的问题带来一系列不良影响:①指标差异大,导致同类研究结果不能合并或比较。②指标科学性不强,导致研究结果不能得到广泛认可。③指标缺乏重要性和实用性,导致研究结果不能满足患者、临床医生或政策制定者的需求。④指标选择性报告偏倚影响研究结果的真实性,甚至误导决策[5,6]。当前,解决临床研究指标共性问题的有效途径是研制不同病种的临床研究核心指标集[7]。

二、核心指标集概念和作用

核心指标集(core outcome set,COS)是特定病种临床研究必须测量和报告的、统一的、标准化的最小指标集合[8]。2010年有效性试验核心结局指标(Core Outcome Measures in Effectiveness Trials,COMET)工作组提出应用COS可以起到四个方面的作用[8]:①方便同类临床研究的结果比较、合并分析,使每个临床研究的价值得到转化利用。②降低选择性报告偏倚的风险。③优化评价指标选择,减少不合适评价指标的使用,使临床研究方案设计更科学。④缩短临床研究评价指标选择的时间,节约方案设计的成本。

COS与第一章所述指标分类没有对应关系。COS可以是计量指标,也可以是计数指标;可以是主观指标,也可以是客观指标;可以是终点指标,也可以是替代指标。在COS应用时,与主要指标和次要指标之间存在一定的关系。COS是特定病种临床研究均需要报告的最小的指标集合,COS中的单个指标不是主要指标,就是次要指标;而COS指标作为主要指标还是用作次要指标,由研究设计者根据研究目的进行确定。除COS包含的指标外,不同的研究可以根据需要增加其他指标。

需要明确的是,COS不是固定不变的,随着医学研究的发展,对疾病和健康的认知会不断深化,检测技术也会不断升级变化,新的指标和测量方法会随之产生。因此,COS也需要与时俱进,在更新中逐步发展完善。

三、核心指标集研究相关组织

COS的提出经历了较长的发展历程,相关工作组的成立也促进了各专业领域COS研究的开展。

1. 世界卫生组织(World Health Organization,WHO)

早在20世纪70年代末,WHO在肿瘤临床研究中率先提出采用标准化的评价指标,制定了指导手册[9,10]。1994年,WHO和国际风湿病学会联合制定了类风湿性关节炎的COS,包括关节肿胀、关节疼痛、疼痛、医师总体评估、患者总体评估、肢体残疾、急性期反应7个核心结局指标[11]。

2. 风湿病临床研究评价指标(Outcome Measures in Rheumatology，OMERACT)工作组

自 1992 年起，OMERACT(官方网站 https://omeract.org/)工作组致力于制定风湿病临床研究核心结局指标(core outcome measures，COMs)，每两年组织一次全球范围的共识会议[12,13]。OMERACT 制定了一套指导原则，称为 OMERACT 8C，以指导所有工作组和委员会的工作。OMERACT 下设执行委员会、技术咨询委员会、商业咨询委员会、科学咨询委员会、患者研究合作网络 5 个工作小组。对风湿病所涉及的药物依从性、疼痛、共同决策、僵硬、劳动生产力 5 个方面的测量工具也开展了相关研究。还设立了青少年特发性关节炎 MRI(JAMRI)、核磁工作成像(MRI)工作组、类风湿关节炎计算机断层扫描研究组(SPECTRA)、超声等影像与生物标志物研究小组。历经近 30 年研究，已完成中轴性脊柱关节炎、贝氏综合征、纤维肌痛、手骨关节炎、髋膝关节骨性关节炎等 24 种风湿病的相关 COS 研究。

3. 临床研究方法、测量和疼痛评估(Initiative on Methods, Measurement, and Pain Assessment in Clinical Trials，IMMPACT)工作组

自 2002 年，IMMPACT 工作组(官方网站 http://immpact.org/)成立，该工作组旨在改进治疗疼痛相关临床研究的设计、实施和结果解释，并定期召开相关会议。IMMPACT 工作组于 2005 年在《疼痛》杂志上发表了慢性疼痛临床试验核心结局指标，包括 5 个方面：疼痛状况躯体功能、情绪状态、受试者治疗效果和满意度的评分、异常症状和意外事件、受试者的依从性[14]。目前已经有 23 个关于成人急性疼痛和慢性疼痛的临床试验 COS 达成共识。IMMPACT 工作组的工作得到了利益相关者的积极响应和认可，对改善疼痛研究质量及疼痛的治疗作出了重要贡献[14]。

4. 健康测量工具选择共识标准(COnsensus-based Standards for the selection of health Measurement INstruments，COSMIN)工作组

临床研究方法学专家意识到测评工具多样化对指标测量带来的影响。2005 年，重视指标测量工具研制和评估方法的流行病学、心理测评、卫生保健、定性研究等多学科专家发起了 COSMIN 倡议(官方网站 http://www.cosmin.nl/)。COSMIN 倡议旨在通过研制指标测评方法和测评工具来确定最合适的指标测评工具，进而优化临床研究和临床实践中指标测评工具的选择，提高指标测评的质量。同时呼吁制定 COS 来实现指标和指标测评工具的标准化。COSMIN 工作组已出版了研制和评估测评工具的专著，并开设相关培训班，详细信息可从 COSMIN 网站中查询。

5. 有效性试验核心结局指标(Core Outcome Measures in Effectiveness Trials，COMET)工作组

评价指标不一致对临床研究和临床实践带来诸多影响。2010 年 Paula Williamson，Doug Altman，Mike Clarke 等方法学专家提出了 COS 的概念，并发起了 COMET 倡议，推动了 COS 研究的系统化、国际化发展。COMET 倡议具体内容详见第二节。

6. 妇女和新生儿健康的核心结局指标(CoRe Outcomes in Women's and Newborn health，CROWN)工作组

2014 年有关早产干预的一篇系统评价纳入 103 篇随机对照试验，涉及 70 多种评价指标[15]，指标差异给证据合成带来的困难，再次引起了研究者的关注。2016 年，50 多家妇女健康领域杂志的编辑们联合提出 CROWN 倡议(官方网站 http://crown-initiative.org/)，呼吁建立一套明确定义的、确切并可行的评价指标集(图 2-1)。指标集将应用于特定妇产科健康问题(如早产、尿失禁、不孕症和月经问题)的所有试验，并将这些 COS 作为实践标准用于临床研究的数据收集和学术期刊论文发表。

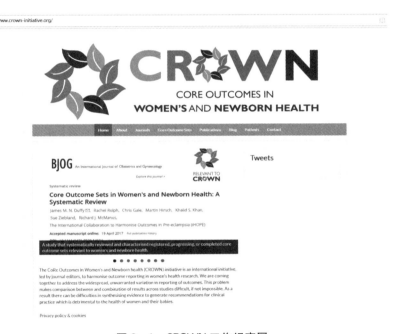

图 2-1 CROWN 工作组官网

CROWN 工作目标：①在妇产科及相关杂志中组成一个联盟，在本专业的各领域推广 COS。②鼓励研究人员采用共识的方法，让各相关利益群体包括患者参与研制过程。③推荐采用 COS 报告研究结果。④组织专家评审并传播研究 COS 的文章。⑤与研究人员、审稿专家、资助方和制定指南专家紧密合作，协助将 COS 应用于研究实践。

7. 国际肾脏病标准化指标(Standardized Outcomes in Nephrology，SONG)工作组

随着 COS 逐渐发展，肾脏病领域学者认识到 COS 的重要性，并在 2014 年成立了 SONG 工作组(官方网站 http://songinitiative.org/)，旨在研制慢性肾脏病临床研究所需要的 COS。提出由患者、护理人员、临床医生和政策制定者、科研人员和企业代表等利益相关者共同确定慢性肾脏病临床研究中需要优先考虑的指标，确保慢性肾脏病研究中报告的指标是有意义的，并与患者本人、患者家人以及他们的临床医生密切相关。SONG 工作组

遵照 OMERACT 工作组的方法来研制 COS,目前正在研制血液透析(SONG-HD)、肾脏移植(SONG-TX)、腹膜透析(SONG-PD)、儿童和青少年肾脏病(SONG-KIDS)、多囊肾(SONG-PKD)的 COS(图 2-2)。

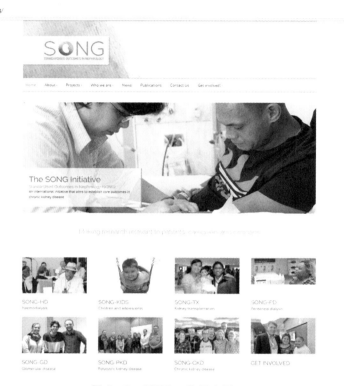

图 2-2　SONG 工作组官网

8. Cochrane 皮肤病核心指标集(Cochrane Skin Core OUtcome Set INitiative, CS-COUSIN)工作组

为推动皮肤科高质量 COS 的研制,2015 年相关学者发起了 CS-COUSIN[16]倡议。CS-COUSIN 是一个国际性的多学科工作组,旨在促进皮肤病 COS 的发展和应用。CS-COUSIN 已经制定了关于如何研制皮肤病高质量 COS 的指南,支持特定皮肤病 COS 研制工作。目前 CS-COUSIN 已有 17 个 COS 研制小组。

9. 中国临床试验核心指标集(Chinese clinical trial core outcome set,ChiCOS)工作组

2019 年 7 月 19 日,天津中医药大学循证医学中心和中国循证医学中心共建了 ChiCOS 研究中心,致力于推动中国 COS 研究实践,并以中医药领域 COS 研制为特色方向[1]。中心搭建了 ChiCOS 网站,并已经上线运行(http://www.chicos.org.cn),用于收集传播 COS 研究最新成果,方便 COS 研究检索和信息发布;建立的 COS 德尔菲调查和数据分析系统已

于 2020 年 11 月投入使用。

正如 COMET 主页（www. comet-initiative. org）所言：“COS 的存在和使用并不意味着临床研究的指标被限定于只使用 COS 范围内的指标。相反地，期望 COS 的应用，能使不同试验的结果更容易地进行比较、对比和合并。同时，研究者也可继续探索其他评价指标。”COS 的研制、传播和使用将促进关键、重要的评价指标被临床研究所采用，将对提高研究的实用性、证据转化应用成效和循证医学实践水平起到重要的作用。

参 考 文 献

［1］操秀英. 中国临床试验核心指标集研究中心成立［EB/OL］.（2019－07－22）.［2021－03－21］. http://www. fredamd. com/hydt/9773. html.

［2］张明妍，张俊华，张伯礼. 2015 年中药治疗稳定性心绞痛临床试验结局指标文献研究［J］. 中国中西医结合杂志，2018，38(2)：191－197.

［3］Hirsch BR，Califf RM，Cheng SK，et al. Characteristics of Oncology Clinical Trials：Insights From a Systematic Analysis of ClinicalTrials. gov［J］. JAMA Internal Medicine，2013，173(11)：972－979.

［4］Kirkham JJ，Gargon E，Clarke M，et al. Can a core outcome set improve the quality of systematic reviews? — a survey of the Co-ordinating Editors of Cochrane review groups［J］. Trials，2013，14(1)：21.

［5］Williamson PR，Altman DG，Blazeby JM，et al. Developing core outcome sets for clinical trials：issues to consider［J］. Trials，2012，13(1)：132.

［6］Chalmers I，Glasziou P. Avoidable waste in the production and reporting of research evidence［J］. The Lancet，2009，374(9683)：86－89.

［7］Clarke M. Standardising outcomes for clinical trials and systematic reviews［J］. Trials，2007，8(1)：39.

［8］Williamson PR，Altman DG，Blazeby JM，et al. The COMET（Core Outcome Measures in Effectiveness Trials）Initiative［J］. Trials，2011，12(S1)：A70.

［9］World Health Organization. WHO handbook for reporting results of cancer treatment［M］. Geneva：WHO Offset Publication，1979.

［10］Miller AB，Hoogstraten B，Staquet M，et al. Reporting results of cancer treatment［J］. Cancer，1981，47(1)：207－214.

［11］Boers M，Tugwell P，Felson DT，et al. World health organization and international league of associations for rheumatology core endpoints for symptom modifying antirheumatic drugs in rheumatoid arthritis clinical trials［J］. Journal of Rheumatology Supplement，1994，41(3)：86－89.

［12］Tugwell P，Boers M，Brooks P，et al. OMERACT：An international initiative to improve outcome measurement in rheumatology［J］. Trials，2007，8(1)：38.

［13］Tugwell P，Boers M. OMERACT conference on outcome measures in rheumatoid arthritis clinical trials：introduction［J］. The Journal of rheumatology，1993，20(3)：528－530.

［14］Dworkin RH，Turk DC，Farrar JT，et al. Core outcome measures for chronic pain clinical trials：IMMPACT recommendations［J］. Pain，2005，113(1－2)：9－19.

［15］Meher S，Alfirevic Z. Choice of primary outcomes in randomised trials and systematic reviews evaluating interventions for preterm birth prevention：a systematic review［J］. BJOG：an international journal of obstetrics and gynaecology，2014，121(10)：1188－1196.

［16］Prinsen CA，Spuls PI，Kottner J，et al. Navigating the landscape of core outcome set development in dermatology ［J］. Journal of the American Academy of Dermatology，2019，81(1)：297－305.

第二节

COMET 工作介绍

一、COMET 成立背景和工作目标

形成被广泛认可、可推广应用的 COS，需要遵循科学的方法和严谨的研究过程。鉴于此，临床研究领域的方法学专家于 2010 年在英国利物浦举行会议，发起了 COMET 倡议[1]，这是 COS 研究领域一个里程碑事件。COMET 倡议旨在收集、整理并整合 COS 相关的方法学和应用等方面的资源，为信息共享和学术交流提供平台，并提供 COS 研究的方法学指导和报告规范，促进 COS 的形成、推广和应用。具体工作目标：①提高对当前临床研究评价指标问题的认识。②鼓励 COS 的发展和应用。③促进患者和公众参与 COS 的研制。④提供方法学支持，保障上述目标的实现。⑤避免不必要的重复工作。⑥鼓励基于循证的 COS 研究。

2011 年 8 月 COMET 官方网站(https：//www. comet-initiative. org/)和数据库的建成，有力地推动了对评价指标存在问题的认识以及 COS 研究的开展，标志着 COS 研究进入快速发展期(图 2－3)。COMET 官网有如下功能。

（1）COS 研究注册：可从 COMET 网站首页对将要开展的 COS 研究进行注册登记，提高研究透明度，避免重复性工作。

（2）COMET 数据库：从数据库中可检索已发表或正在开展的 COS 研究。

（3）COS 研究方法学：COMET 网站上展示有评价指标的分类、COS 制作规范、报告规范等，同时链接 COMET 工作组相关的其他组织机构，为 COS 研究提供方法学支持。

（4）COS 研究密切相关的团体和组织机构：临床研究方法学专家、临床研究资助者、临床研究注册者、监管机构、系统评价工作组、临床指南制定者、期刊编辑等群体赞同和支持 COS 的研制和使用。COMET 网站可链接至上述团体和组织机构。

（5）COS 的应用研究：通过促进和评估 COS 的应用，以推动 COS 的持续发展，避免研究浪费，并使各利益相关者受益于已研制的 COS。

（6）患者与公众：主要介绍了患者和公众、患者组织和参与 COS 研究的患者，以及 COMET 公众与患者参与相关信息。

（7）COMET 大事件：主要介绍了 COMET 发展过程中的一些重要事件，包括已经发生的和将要开展的重要工作。

（8）COMET 倡议的简单介绍：主要包括 COMET 工作组的发展历程和工作内容、资助来源、联系方式等。

（9）COMET 会议：主要展示即将召开的 COMET 会议相关信息，如会议地点、会议日程等。

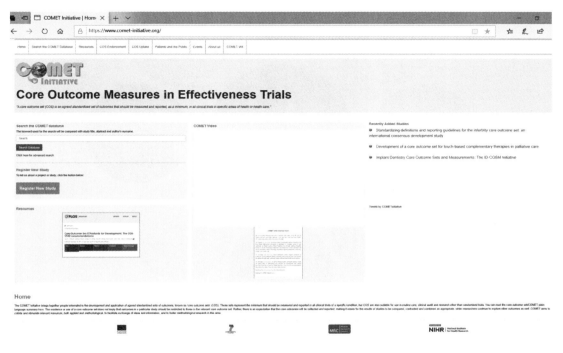

图 2-3　COMET 工作组官网

COMET 网站访问量自建立后不断增长，尤其是 2017 年之后，网站和数据库的使用人数显著增加。自 2012 年至 2018 年，COMET 网站的访问量从 7 982 人次增长到 33 460 人次，目前网站用户近 3 万。统计 COS 研究者以及数据库访问者的地理位置分布，关注 COS 研究前 10 位的国家依次为：英国、美国、加拿大、澳大利亚、法国、新西兰、德国、印度、意大利和爱尔兰[2]。

COMET 工作组与其他方法学组织广泛合作，包括风湿病评价指标（Outcome Measures in Rheumatology，OMERACT）、Cochrane 皮肤病核心指标集（Cochrane Skin Core Outcome Set Initiative，CS-COUSIN）、GRADE、医疗技术政策中心（Center for Medical Technology Policy，CMTP）、基于共识的健康测量工具选择标准（Consensus-based Standards for the selection of health Measurement Instruments，COSMIN）、临床数据交流标准协会（Clinical Data Interchange Standards Consortium，CDISC）和肾病标准化指标

(Standardised Outcomes in Nephrology，SONG)等。2018 年在荷兰阿姆斯特丹举行的第 7 届 COMET 会议上成立红帽组（the Red Hat Group，RHG），旨在推动、优化健康相关研究的评价指标（图 2 - 4）。

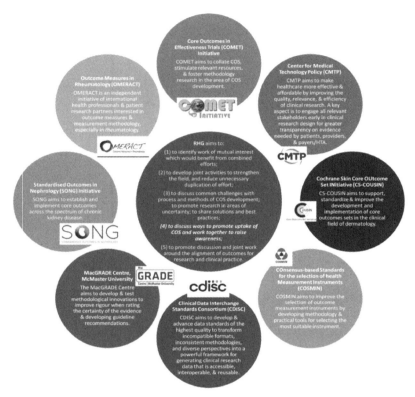

图 2 - 4　红帽组（RHG）

此外，COMET 倡议还得到了英国医学研究委员会（Medical Research Council，MRC）、英国国家健康研究所（National Institute for Health Research，NIHR）、欧盟委员会（European commission）的资助和支持。

二、COMET 工作组成员

COMET 工作组由 COMET 领导小组和 COMET 公众与患者参与、介入或协同（PoPPIE）小组组成。

1. COMET 领导小组

Jane Blazeby、Mike Clarke、Paula Williamson、Sean Tunis 是 COMET 现任领导小组成员，其中 Paula Williamson 是现任领导小组主席。Doug Altman 是 COMET 工作组创始人，并在 2010～2018 年担任 COMET 领导小组主席。（表 2 - 1）

表 2-1 COMET 领导小组成员简介

姓名	国家	所在单位	职务	个人简介
Jane Blazeby	英国	布里斯托大学	成员	布里托斯大学人口健康科学外科研究中心主任
Sean Tunis	美国	巴尔的摩医疗技术政策中心	成员	巴尔的摩医疗技术政策中心的创始人和首席执行官,美国医疗保险及医疗补助中心的首席医疗官
Mike Clarke	英国	贝尔法斯特女王大学	成员	北爱尔兰临床试验组主任。2002~2011 年任英国 Cochrane 中心主任,期间筹建嵌入式研究(SWAT)项目
Paula Williamson	英国	利物浦大学	主席	利物浦大学健康和生物医学信息学小组的主席,英国皇家统计学会委员,Cochrane library 癫痫研究组成员
Doug Altman*	英国	牛津大学	前任主席	COMET 倡议的创始人,提高卫生研究质量和透明度(EQUATOR)协作网的创始人及主任

注:*:Doug Altman 于 2018 年去世。

2. COMET 公众与患者参与、介入或协同(PoPPIE)小组

PoPPIE 小组的设立目的是加强资源整合,帮助支持 COS 研制者、患者和患者组织参与 COS 工作。

三、COMET 平台

COMET 工作组主要通过两种方式来推动 COS 的发展,一是构建 COMET 数据库,研究者、卫生健康人员、患者可以从 COMET 数据库中查询已经制定好的或正在研制过程中的 COS;二是为 COS 研制团队提供方法学支持。COMET 平台包括 1 个国际性的 COS 研究方案注册平台、1 个国际性的 COS 研究数据库,以及指导 COS 研制和结果报告的规范/指南等。

(一)COS 研究注册平台和数据库

1. COS 注册平台

COMET 工作组为 COS 研究者提供了 COS 研究注册平台,具体网址为:https://www.comet-initiative.org/About/SubmitNewStudy。研究者也可通过点击 COMET 官网首页"注册新研究(Register New Study)"按钮,网页自动跳转至 COS 研究注册界面后,研

究者即可进行 COS 研究方案注册。注册时需提供研究者姓名、工作单位、地址和研究摘要以及研究起始日期等信息。注册页面如图 2-5。

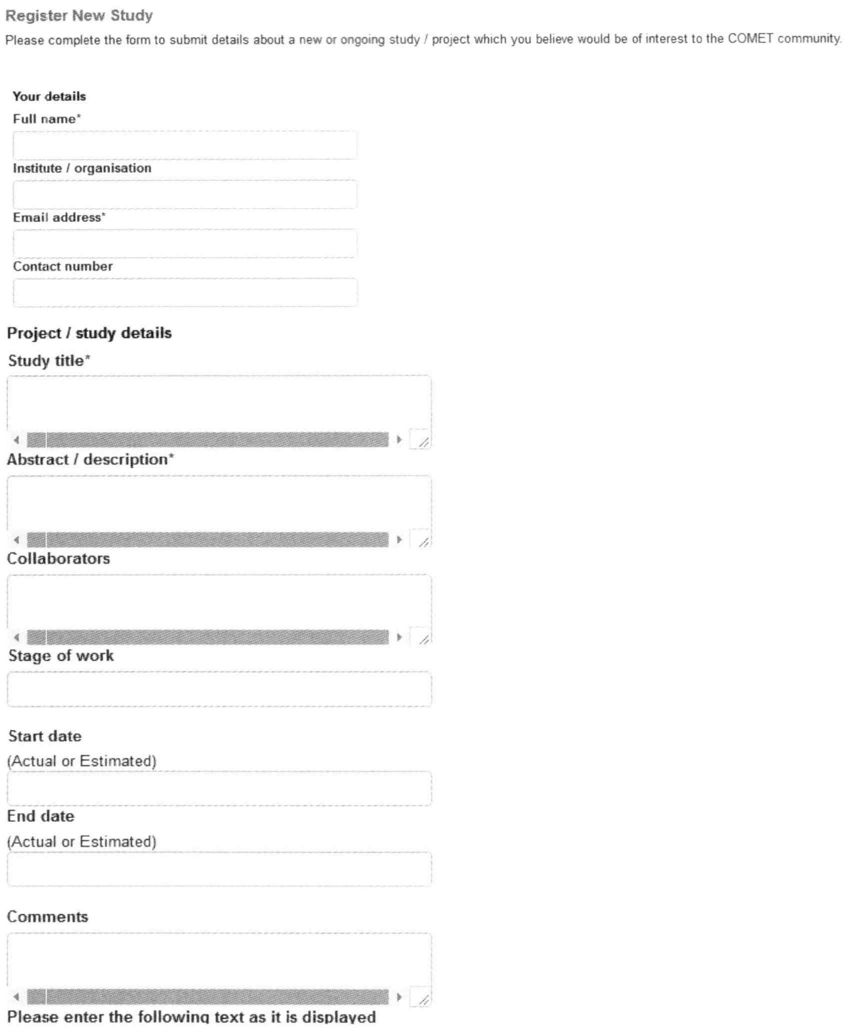
Register New Study
Please complete the form to submit details about a new or ongoing study / project which you believe would be of interest to the COMET community.

Your details
Full name*
Institute / organisation
Email address*
Contact number

Project / study details
Study title*
Abstract / description*
Collaborators
Stage of work
Start date
(Actual or Estimated)
End date
(Actual or Estimated)
Comments
Please enter the following text as it is displayed

图 2-5 COS 研究方案注册页面

2. COS 研究数据库

COMET 工作组建立了可开放检索的数据库，收集已完成的、正在进行和将要开展的 COS 相关研究项目资料，互联网用户可免费、便捷地进行搜索。检索字段包括健康领域(包括疾病的分类或名称)、目标人群(年龄、性别、干预措施类型)、研制方法、涉及的利益相关者、研究类型、发表年度、完成/未完成等(图 2-6)。定义检索选项后单击“search”按钮即可看到检索结果。COMET 数据库不断更新，确保为各利益相关者提供最新信息。如果要了解某一地区 COS 的详细资料，可通过填写查询表的方式获取相关信息。

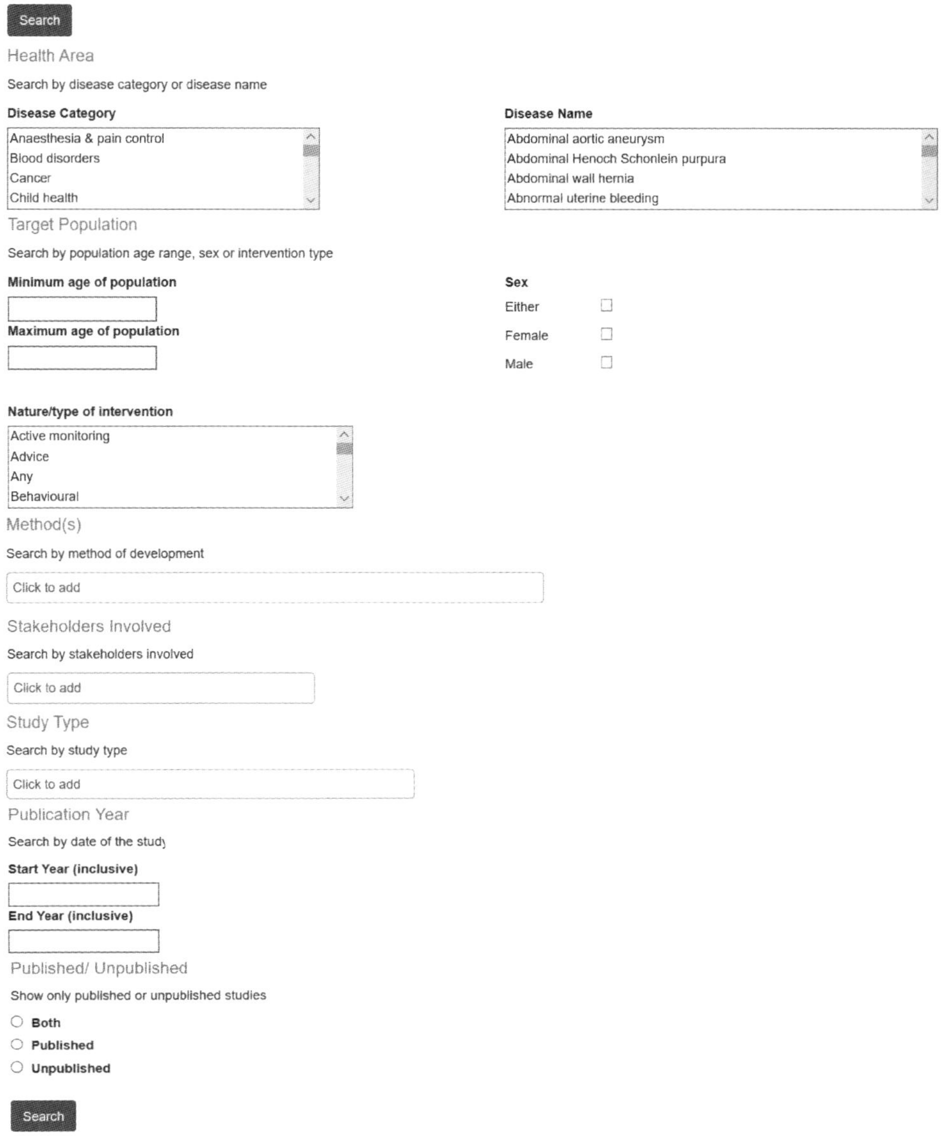

图 2-6　COMET 数据库检索界面

　　COMET 数据库中收录的核心指标集相关研究最早发表于 1981 年。1992 年之后，COS 研究的数量整体呈增长趋势（图 2-7）。截至 2020 年 5 月在 COMET 数据库中共注册 1 567 项 COS 相关研究。目前 COS 研究数量仍在不断增长，发布的 COS 相关研究约 900 篇（截至 2020 年 5 月）。COS 研究已涵盖 70 多个不同疾病领域，关注最多领域依次为：癌症、风湿病、神经病、心脏和循环疾病、骨科及创伤疾病、胃肠病、传染病、肺部和呼吸道疾病、牙科和口腔健康、妊娠和分娩、内分泌和代谢疾病、妇科麻醉镇痛控制、皮肤病等。

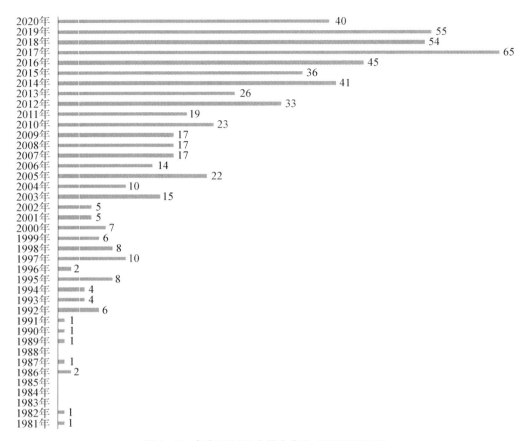

图 2 - 7   每年研制完成并发表的 COS 研究数量

(二) COS 研究相关的规范/指南

除了 COMET 数据库外，COMET 工作组通过制订 COS 研制方法和规范，推动 COS 研究发展。目前，已制定了核心指标集报告规范（Core Outcome Set-STAndards for Reporting：The COS-STAR Statement，COS - STAR）、核心指标集研制规范（Core Outcome Set-STAndards for Development，COS - STAD）、COMET 手册、核心指标集研究方案规范（Core Outcome Set-STAndardised Protocol Items，COS - STAP）等。这些规范和指南的发布为 COS 的研究提供了系统的方法学支持。

1. COS - STAR

为规范 COS 研究报告的透明度和完整性，COMET 工作组于 2016 年 10 月正式发布 COS 研究报告规范，即 COS - STAR 声明[3,4]。COS - STAR 清单共包括 18 个条目，涉及摘要、前言、研究方法、结果、讨论、利益冲突等方面。COS - STAR 提供了最基础的报告条目，研究者根据情况可酌情增加报告内容。

2. COS－STAD

为保障 COS 研制过程的规范化，COMET 工作组于 2017 年正式发布了核心指标集研制规范（COS－STAD）[5]。COS－STAD 重点论述 COS 研制过程的 3 个关键环节：具体范围、利益相关者和共识过程，共 11 个条目。COS－STAD 既可指导研究者规范研制 COS，又可指导使用者评价 COS 的质量。在实际研究过程中可根据目标疾病、干预措施等增加其他技术细节。

3. COMET 手册

为规范 COS 研究，提高 COS 研究质量，2017 年 6 月 COMET 工作组发布了《COMET 手册》1.0 版，全面阐述了 COS 制作步骤、实施方法、复核和更新等方面的技术要点，同时形成推荐意见[6]。《COMET 手册》讨论了系统评价、名义小组法、德尔菲调查、共识会议、半结构化访谈等方法的优劣，并提出了 COS 的制作流程。不同的 COS 研究可以选用适合的共识方法，目前德尔菲法使用最多。

4. COS－STAP

为提高 COS 研究方案的完整性和规范性，2019 年 2 月 COMET 工作组发布了核心指标集标准化方案条目（COS－STAP）声明[7]。COS－STAP 声明主要应用于"确定应当测量哪些指标"的研究方案，并未包含测量工具选择相关内容。COS－STAP 清单有 13 个条目，涵盖 6 个主题：题目/摘要、介绍、方法、分析、伦理与传播、管理信息。COMET 网站（http://www.comet-initiative.org/contactus）还积极邀请 COS 研究者和使用者提交评论、经验及建议，促进 COS－STAP 不断完善。

5. COSMIN

为帮助 COS 研究者选择合适的评价指标测量工具，COMET 工作组和基于共识的健康测量工具选择标准（COSMIN）工作组于 2016 年联合发布了核心指标集选择指标测量工具的实践指南[8]，指南建议从确定测量指标及目标人群、全面查找现有的指标测量工具、对评价指标测量工具进行质量评估、确定指标测量工具集 4 个方面选择评价指标测量工具。指南还对评价指标影响因素进行整理分析。需要注意的是，应根据干预措施的特点合理选择指标测量工具。为 COS 中每一个指标选择一个最佳的测量工具，并推广到临床研究中，有助于提高临床研究的质量和价值。

四、COMET 会议

COMET 工作组是一个国际性学术组织，为促进这一领域的研究者交流，定期举办学术会议。从成立至 2020 年已召开 8 次会议，会议内容简述如下。

2010 年 1 月在英国利物浦召开了首届 COMET 会议。会议以临床研究 COS 为主题展开讨论，参会人员达 110 人，包括临床试验专家、系统评价专家、临床医务人员、期刊编辑、卫生保健服务消费者、临床研究资助者、政策制定者以及临床试验注册和管理人员等。

此次会议上,与会专家达成共识,认为 COMET 行动具有必要性和紧迫性,应立即行动起来。

2011 年 7 月在英国布里斯托召开了第 2 届 COMET 会议。会议强调了在健康领域形成 COS 的重要性,并认为 COMET 工作组应注重整合不同领域的信息,促进 COS 的形成、推广与应用。

2013 年 6 月在英国曼彻斯特召开了第 3 届 COMET 工作组会议。不同健康领域从事 COS 研制和应用的研究者参会,重点研讨如何选择、评价和应用测量工具等问题,进一步推动 COS 研究相关工作。

2014 年 12 月在意大利罗马召开了第 4 届 COMET 会议。会议围绕 COMET 新进展、COS 研制过程中的患者介入或协同、COS 研制方法等展开讨论,探讨完善 COS 研制技术规范。

2015 年 5 月在加拿大阿尔伯塔召开了第 5 届 COMET 会议。会议介绍了 COMET 工作进展,讨论了儿科临床研究的评价指标及提高卫生健康研究的质量和透明度等热点问题。

2016 年 11 月在荷兰阿姆斯特丹召开了第 6 届 COMET 会议。会议围绕公众与患者参加和介入以及评价指标分类等展开讨论,发布了 COS 报告规范(COS - STAR)声明。

2018 年 11 月在荷兰阿姆斯特丹召开了第 7 届 COMET 会议。会议从患者、用户视角分析影响 COS 应用的因素及促进 COS 应用的方法,围绕 COS 小组如何才能更好地协同工作等方面展开讨论,强调重视患者在 COS 研制过程中的作用,提高 COS 的应用成为主要工作内容之一。

原定于 2020 年 10 月在英国利物浦召开的第 8 届 COMET 大会因新型冠状病毒肺炎(COVID - 19)疫情而推迟。为促进学术交流,COMET 工作组自 2020 年 10 月举办了一系列网络研讨会,可从 COMET 网站获取研讨录音材料。

参 考 文 献

[1] Williamson PR, Altman DG, Blazeby JM, et al. The COMET (Core Outcome Measures in Effectiveness Trials) Initiative [J]. Trials, 2011,12(S1): A70.

[2] Gargon E, Williamson PR, Altman DG, et al. The COMET Initiative database: progress and activities update (2015) [J]. Trials, 2017,18(1): 54.

[3] Kirkham JJ, Gorst S, Altman DG, et al. COS-STAR: a reporting guideline for studies developing core outcome sets (protocol)[J]. Trials, 2015,16(1): 373.

[4] Kirkham JJ, Gorst S, Altman DG, et al. Core Outcome Set-Standards for reporting: the COS - STAR statement [J]. Plos Medicine, 2016,13(10): e1002148.

[5] Kirkham JJ, Davis K, Altman DG, et al. Core Outcome Set-Standards for Development: The COS - STAD recommendations [J]. Plos Medicine, 2017,14(11): e1002447.

[6] Williamson PR, Altman DG, Bagley H, et al. The COMET Handbook: version 1. 0[J]. Trials,

2017,18(S3)：280.

［7］ Kirkham JJ，Gorst S，Altman DG，et al. Core Outcome Set-Standardised Protocol Items：the COS-STAP Statement［J］. Trials，2019,20(1)：116.

［8］ Prinsen CAC，Vohra S，Rose MR，et al. How to select outcome measurement instruments for outcomes included in a "Core Outcome Set" — a practical guideline［J］. Trials，2016,17(1)：449.

| 第三节 |

ChiCOS 工作介绍

COS 是新兴研究方向，国内学者对该领域缺少关注，也缺乏专业性、系统性的 COS 数据库平台。随着我国临床研究数量上升，指标问题更为突出，迫切需要建立专业化数据平台，为 COS 相关研究提供技术支持，促进 COS 研究在国内的规范开展和应用。2019 年 7 月 19 日，中国循证医学中心和天津中医药大学循证医学中心共建了中国临床试验核心指标集(Chinese clinical trial core outcome set，ChiCOS)研究中心，同时研发了 ChiCOS 数据库平台[1]。

2020 年 11 月，ChiCOS(http：//www. chicos. org. cn)作为国内首个 COS 研究专业数据库正式上线运行(图 2-8)。ChiCOS 数据库平台的建立，弥补了我国核心指标集研究系统化、规范化开展和综合性信息平台的空缺，为关注 COS 研究的各利益相关群体提供了一个学术交流平台，更好地促进 COS 研究的发展。该数据库的搭建旨在推进我国临床研究评价指标选择、测量、评价和报告的规范化和科学化，为提高临床研究质量提供方法学支撑。主要承担 8 项任务：①建立中国 COS 研究方案注册和发表平台。②COS 德尔菲调查支持平台。③COS 国内外研究检索系统。④研发有效性、安全性和二次研究 COS 研制技术规范和支持系统。⑤服务我国 COS 研究实践，推动各专科病种开展 COS 研究。⑥研制体现中医药临床疗效优势的核心指标。⑦加强与 COMET 等国内外学术组织的合作交流，收集传播国际 COS 研究成果。⑧培训 COS 研究者。

ChiCOS 数据库主要包含"核心指标集研究注册与信息发布平台"和"德尔菲调查问卷发布与数据分析系统"两部分。

"核心指标集研究注册与信息发布平台"包括新闻资讯、学术交流、通知公告、培训信息、COMET 手册及规范指南、最新 COS 文章等模块，为国内学者传播最新 COS 相关研究动态及关键技术方法。另一个重要模块是 COS 研究方案注册，与 COMET 数据库功能基本相同，为我国 COS 研究注册提供专业化的平台。该数据库平台可对已完成的、正在进行、将要开展的 COS 相关注册研究进行检索。检索字段包括疾病领域、疾病病名、注册题目、主要研究者、干预措施、注册号等。

"德尔菲调查问卷发布与数据分析系统"由 Delphi 问卷构建、问卷管理及专家库三个模

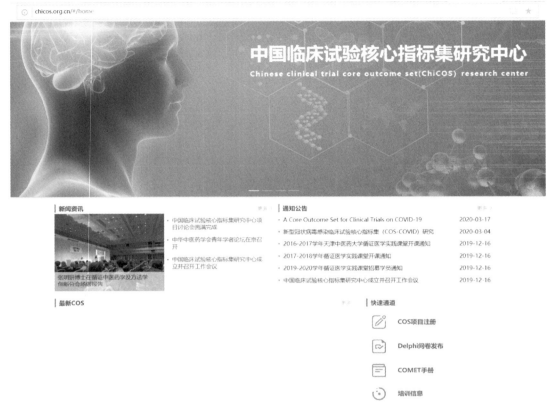

图 2 - 8　ChiCOS 网站首页

块组成,对 COS 研制过程中德尔菲调查的每个关键环节进行标化,系统具备问卷快速生成、智能运算、易于传播、回收高效等优势,实现复杂定性调查研究的开展和大量调查数据的计算和存储。

ChiCOS 数据库是面向互联网用户免费开放的公共平台,未登录用户可进行资讯浏览和检索 COS 研究相关信息。注册登录用户可进行 COS 研究注册和 Delphi 调查研究的开展。平台服务的群体主要为从事 COS 研究和应用相关人员,包括临床医生、患者、患者家属或其他照护者、研究人员、期刊编辑、方法学专家、指南制定者、医疗卫生政策制定者、企业代表等,可为用户提供实用的 COS 研究信息和技术支撑。

一、ChiCOS 数据库功能介绍

ChiCOS 数据库的功能主要有 4 种:检索功能,获取所关注领域的最新 COS 相关研究;注册功能,作为 COS 相关研究的中国注册平台和方案公开平台;Delphi 在线调查功能,可自动化制定问卷并进行统计分析;培训功能,COS 各利益相关群体可利用网站更新的学习资料进行 COS 相关方法学培训。以下将对该平台的功能特点和应用要点进行介绍。

1. 检索功能

利用 ChiCOS 可检索 COS 相关最新研究，并附有下载链接；也可检索在该平台注册的 COS 研究方案。ChiCOS 数据库平台与 COMET 数据库具有互补性：前者注重中国的 COS 研究，尤其是中医药等传统医学领域；后者注重国外的 COS 研究，主要为西医学疾病领域 COS 研究。根据 ICD-11 分类提供疾病领域、疾病病名检索，每类检索均包含多个选项可供选择。可根据 COS 题目、主要研究者、干预措施、注册号中的任一个条件进行检索，获得检索信息。COS 研究注册检索结果可提供 COS 题目、主要研究者、单位、干预措施、疾病领域、疾病病名、注册号、医学分类（中医、西医、中西医）等信息。

2. 注册功能

通过 ChiCOS 平台可进行方案注册。可通过网站的快速通道，也可通过个人中心进入。注册条目包含主要研究者信息、方案/研究信息两部分，见图 2-9。其中方案/研究信息的填写均已标化，注册条目采用下拉菜单式提供选择，在保证注册方案规范化的同时，提高效率，方便信息统一管理和检索字段的设置。摘要部分提供格式推荐和字数限制，保证了注册过程的简易性和可操作性。此外，研究方法除了文献数据库调查、注册库检索、系统评价、半结构化访谈、问卷调查、德尔菲调查、共识会议、名义小组法外，也可用文本框编辑补充其他研究方法。

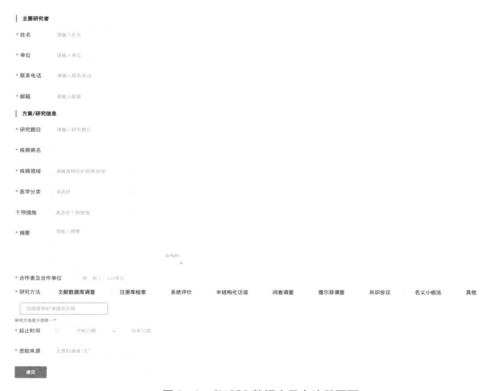

图 2-9　ChiCOS 数据库平台注册页面

注册提交后,用户可通过项目管理模块对其注册研究进行定期管理,查看审核状态(通过审核、待审核、未通过审核),并及时与审核员通过站内信进行反馈沟通。研究注册成功后该项研究将获得一个注册号。此外,系统会定时提醒用户更新研究,在注册项目管理中通过上传已发表的研究成果添加附件。

3. Delphi 在线调查功能

德尔菲研究已普遍用于 COS 研制,是目前 COS 研究中指标获得共识的重要群体决策方法之一,其实施过程的便利程度影响着 COS 研制的工作效率[2,3]。为方便 Delphi 调查研究的开展,ChiCOS 研究平台建立了 Delphi 研究在线调查系统(图 2 - 10)。该系统由 3 个功能模块组成:问卷构建、问卷调查管理和 Delphi 共享专家库。其功能特点为:

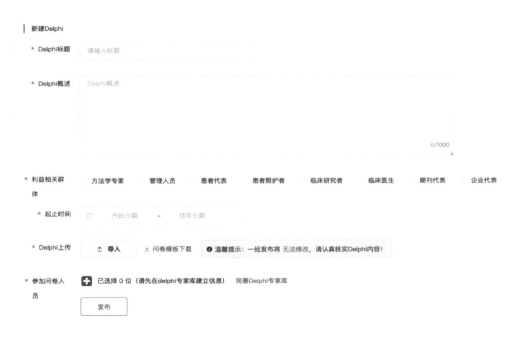

图 2 - 10　Delphi 研究发布页面展示

(1)问卷构建模板化。问卷构建时可在线下载模板,用户只需将指标条目输入模板再导入系统,问卷则自动在线生成。

(2)支持多轮调查。后面几轮问卷可在首轮问卷的基础上进行在线编辑,调整条目后即可发布新问卷。

(3)共享专家库的使用。在邀请参与问卷调查的专家时,软件系统里有 ChiCOS 中心共享的来自各个利益群体专家名单供参考选择。用户也可新建自己项目的专家库,并自愿决定是否进行信息分享,方便其他相关研究者使用。专家信息包括:姓名、邮箱、单位、专业领域、职称、出生年月(图 2 - 11)。

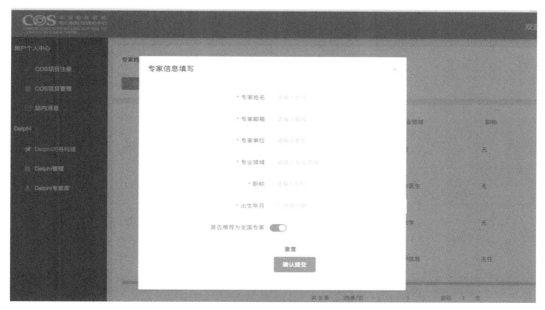

图 2-11　Delphi 在线调查软件——新建专家库展示

（4）受邀请专家定向填写问卷。自动生成的电子化问卷会由 ChiCOS 平台邮箱统一发送至参与者邮箱，其中包含一段本次调查的介绍及问卷网址链接。受邀专家若同意参加，可点击网站链接进入 ChiCOS 平台进行问卷填写。此外，当用户直接登录 ChiCOS 平台后，若被邀请填写某项 Delphi 调查研究，在 Delphi 模块可直接看到自己被邀请的问卷并有相关提示进行问卷填写。

（5）自动化统计分析数据。问卷完成后，自动分析每个指标条目的回复数量、总体分值和在每个利益相关群体中的分值分布情况，并产生统计图表，用户可进行导出（图 2-12）。

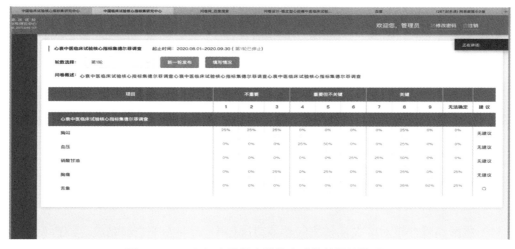

图 2-12　Delphi 在线调查软件自动化数据统计页面

（6）反馈性设计。为保持问卷的反馈性，该 Delphi 在线调查软件具备以下两个特点：①每轮问卷发布时，均提示该轮的问卷参与人只有上一轮完成问卷的专家才有资格参加。②除了上一轮问卷中每个指标的回复打分情况，参与者上一轮自己的评分也会反馈给本人，供其参考并对问卷中指标进行评分（图 2 - 13）。

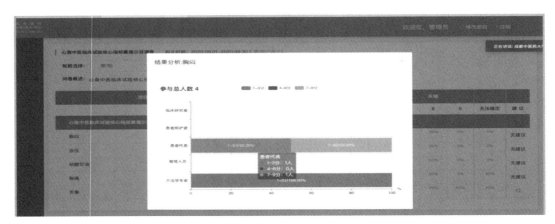

图 2 - 13　Delphi 在线调查软件自动化数据统计——指标在利益相关群体中的评分展示

（7）研究周期调整。问卷开展过程中，在问卷管理模块可随时查看问卷填写情况。根据问卷应答情况，在系统中可调整问卷时间跨度，若问卷回复提早完成，可提前终止问卷；若问卷回复率过低，可延长问卷时间，也可重新增补问卷参与专家（图 2 - 14）。

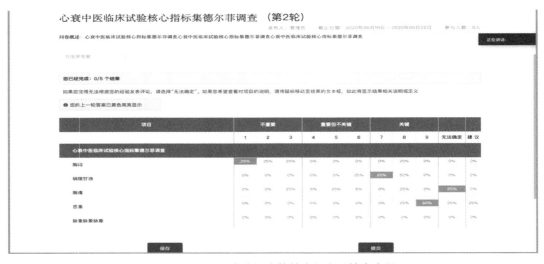

图 2 - 14　Delphi 在线调查软件中问卷反馈内容展示

（8）数据完整性核对。在该系统问卷填写过程中，若问卷未全部完成，会有"无法提交"提醒，避免数据不完整导致的数据丢失。

4. 培训功能

ChiCOS 网站首页设有"培训信息"快速通道,方便用户及时获取相关学术会议等动态信息。同时提供 COS 相关指南规范,如 COMET 手册等资源[4],并有"下载资源"专区,促进国内外 COS 研究知识分享。

二、ChiCOS 数据库与 COMET 数据库比较

ChiCOS 数据库与 COMET 数据库均为面向公众开放的核心指标研究专业数据库平台,各有优势,见表 2-2。COMET 数据库由 COMET 工作组于 2011 年建立,成立较早,相对成熟,是目前 COS 研究各利益相关群体使用最多的网站,具有一定的国际影响力。但也存在一定不足,主要体现在以下方面:①疾病分类不明确,存在交叉重复。②服务对象主要来自西方国家。③检索功能分类不清,不能将 COS 注册方案及其他相关研究进行区分,不能快速进行检索定位。④该网站仅支持英语,且在 Delphi 调查中 Delphi Manager 软件的使用需要付费,不便于非英语国家或地区的使用。

表 2-2 ChiCOS 与 COMET 数据平台特点比较

特点	ChiCOS	COMET
成立年份	2019 年	2011 年
成立组织	中国临床试验核心指标集研究中心	COMET 工作组
疾病分类	采用国际疾病分类标准编码 ICD-11,关注中医药等传统医学	存在交叉重复,侧重西医疾病
研究检索	将 COS 方案与其他相关研究进行了检索字段区分	研究种类多,注册方案与其他研究混合
语言	中文	英文
Delphi 调查软件	免费,匹配各利益相关群体的专家库	部分功能收费
培训信息	ChiCOS 中心及来自其他相关组织的信息分享	COMET 工作组及其他信息

ChiCOS 数据库平台在开发过程中借鉴 COMET 数据库,取长补短。该数据库平台重点关注 COS 研究在国内的传播和发展,尤其是在中医药研究领域,弥补了 COMET 数据库使用的不便之处,主要体现在以下方面:①疾病分类明确,采用了国际疾病分类标准编码 ICD-11。②细化检索字段,将注册 COS 方案与其他相关研究进行了区分,方便使用者快速查找所需信息。③Delphi 调查模块,具有共享专家库,以方便其他 COS 研制者确定利益相关群体的过程,节省研究时间。④支持中文,且所有功能用户均可免费使用。ChiCOS 数据库目前仅支持中文,根据需要将开发中英双语种支持。

ChiCOS 数据库平台的开发和使用，促进了研究者对临床研究结局指标重要性的认识，为 COS 研究提供了专业化的技术支持，有利于提升核心指标研究的规范化水平。

参 考 文 献

［1］ 操秀英. 中国临床试验核心指标集研究中心成立［EB/OL］.（2019 - 07 - 22）.［2021 - 03 - 21］. http://www. fredamd. com/hydt/9773. html.

［2］ Kirkham JJ, Gorst S, Altman DG, et al. Core Outcome Set-Standards for Reporting：The COS - STAR Statement［J］. Plos Medicine, 2016, 13(10)：e1002148.

［3］ Kirkham JJ, Gorst S, Altman DG, et al. Core Outcome Set-Standardised Protocol Items：the COS - STAP Statement［J］. Trials, 2019, 20(1)：116.

［4］ Williamson PR, Altman DG, Bagley H, et al. The COMET Handbook：version 1.0［J］. Trials, 2017, 18(S3)：280.

第四节

核心指标集研究进展

一、COMET 数据库收录的 COS 现状分析

2019 年 9 月 15 日检索 COMET 平台，纳入 COMET 平台注册的研究，这些研究开发了新的方法或应用了已有的方法来确定在临床研究或其他形式的健康研究中应测量的指标，或确定了重要的指标。排除：①没有确定重要结果的综述。②关注如何测量指标而不是应该报告哪些指标的研究。③探索已开发的 COS 应用情况的研究。④关于 COS 的方法学研究。⑤关于临床试验中指标测量工具的系统评价。⑥评论，摘要和书信等。初步检索获得 1256 条记录。在阅读题目、摘要和查看全文的基础上，进一步排除与本研究纳入标准不符的文献 451 篇，最后共纳入 805 篇 COS 研究。

（一）发表时间分布

805 篇研究中，308 篇尚未发表。COMET 平台收录的第 1 篇 COS 发表于 1981 年，第 2 篇发表于 1982 年。其后的 6 年间，只在 1986 年发表了 2 篇（0.2%）COS，1989 年起，每年均有 COS 研究发表。2003 年发文量突破 10 篇（1.2%），此后每年均有 COS 发表，并呈现波动式增长。2005 年发文量为 20 篇（2.5%），2012 年为 33 篇（4.1%），2017 年发文量最多为 60 篇（7.5%）（图 2 - 15）。

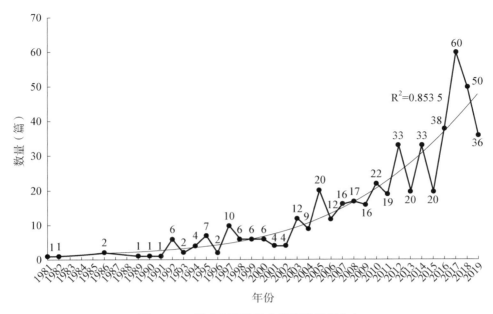

图 2-15　核心指标集论文发表的时间分布

（二）疾病分布

图 2-16 呈现了纳入 COS 研究的疾病分布。研究最多的疾病为癌症（88，10.9％），其次为神经系统疾病（73，9.1％）、风湿类疾病（73，9.1％）、骨科与创伤疾病（57，7.1％）、儿童健康（53，6.6％）、心脏与循环系统疾病（47，5.8％）、妊娠和分娩（46，5.7％）、肺和气道疾病（39，4.8％）、皮肤病（35，4.3％）和肠胃病（31，3.9％）。其他类别疾病发表的 COS 数量均少于 25 篇。

（三）研究人群年龄和性别分布

301 篇（37.4％）COS 没有报告研究人群的年龄，84 篇（10.4％）COS 的研究对象为儿童（18 岁及以下），259 篇（32.2％）COS 的研究对象为成人，161 篇（20.0％）COS 的研究对象同时包括成人和儿童。27 篇（3.4％）COS 没有报告纳入人群的性别，17 篇（2.1％）COS 的研究对象为男性，92 篇（11.4％）COS 的研究对象为女性，669 篇（83.1％）COS 的研究人群同时包括男性和女性。

（四）干预措施

161 篇（20.0％）COS 研究没有报告干预措施，254 篇（31.6％）COS 研究关注的是相应主题下的任何干预措施，只有 390 篇（48.4％）COS 研究阐明了具体干预措施。前 10 位的具体干预措施依次为手术（115，14.3％）、药物（111，13.8％）、器械（37，4.6％）、非药物疗

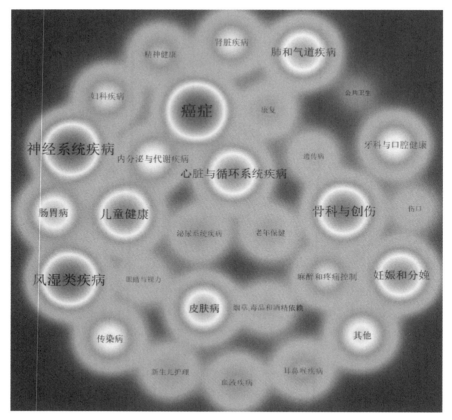

图 2-16 核心指标集研究的疾病分布密度图

法(20，2.5%)、康复(18，2.2%)、物理疗法(15，1.9%)、饮食与营养(9，1.1%)、运动(9，1.1%)、补充替代疗法(7，0.9%)和护理(7，0.9%)，见图 2-17。

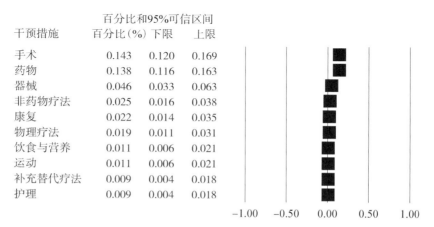

干预措施	百分比和95%可信区间		
	百分比(%)	下限	上限
手术	0.143	0.120	0.169
药物	0.138	0.116	0.163
器械	0.046	0.033	0.063
非药物疗法	0.025	0.016	0.038
康复	0.022	0.014	0.035
物理疗法	0.019	0.011	0.031
饮食与营养	0.011	0.006	0.021
运动	0.011	0.006	0.021
补充替代疗法	0.009	0.004	0.018
护理	0.009	0.004	0.018

图 2-17 核心指标集研究关注的前 10 位的干预措施

（五）制定核心指标集采用的方法

1. 单一方法

制定 COS 的方法主要包括 14 种，使用次数大于 100 的方法有 7 个，依次为系统评价/文献综述（506，62.9%）、德尔菲（388，48.2%）、共识会议（300，37.3%）、半结构化讨论（197，24.5%）、访谈（170，21.1%）、焦点小组（110，13.7%）和调查（108，13.4%）。62 篇（7.7%）研究采用了名义群体技术，13 篇（1.6%）使用了电话会议，3 篇（0.4%）使用了 GRADE，2 篇（0.2%）使用了磋商，各有 1 篇（0.1%）研究使用了咨询小组、投票制度和离散选择法，但仍有 60 篇（7.5%）没有报告制定使用的方法。详见图 2-18。

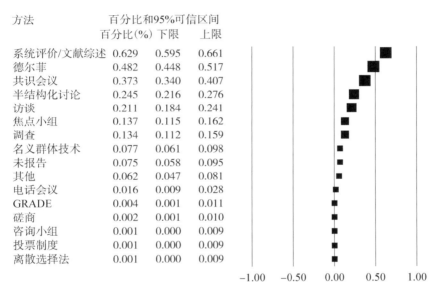

图 2-18　制定核心指标集采用的单一方法

2. 方法的聚类分析

对使用的方法进行聚类分析生成网络图，图 2-19 显示使用的方法聚为 4 类：第 1 类包括访谈、焦点小组、离散选择法和调查四种方法；第 2 类包括磋商、名义群体技术和共识会议三种方法；第 3 类包括德尔菲、系统评价/文献综述和 GRADE 等方法；第 4 类包括半结构化讨论、电话会议和咨询小组三种方法。各个类别内联系紧密，说明各类别内的方法经常联合使用。各类别之间的联系也很多，表明各类别之间的方法也经常联合使用。

273 篇（33.9%）COS 的制定仅采用了单一方法，472 篇（58.6%）采用了联合方法，其中 143 篇（17.8%）同时采用了 2 种方法，111 篇（13.8%）同时采用了 3 种方法，122 篇（15.2%）同时采用了 4 种方法联合，51 篇（6.3%）同时采用了 5 种方法联合，36 篇（4.5%）同时采用了 6 种方法联合，7 篇（0.9%）同时采用了 7 种方法联合，2 篇（0.2%）同时采用了

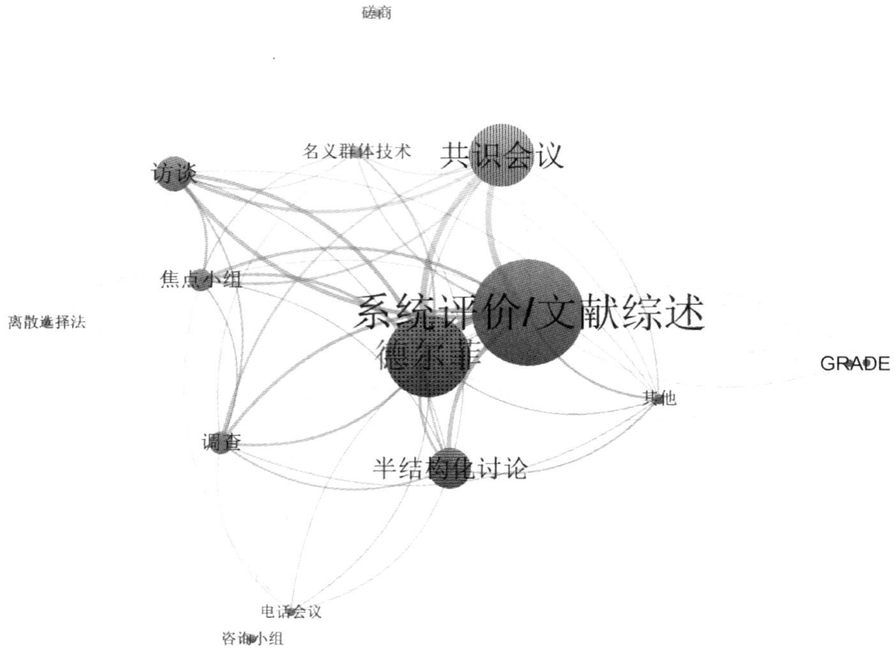

图 2-19 制定核心指标集采用方法的网络图

注：⬤ 第 1 类；⬤ 第 2 类；⬤ 第 3 类；⬤ 第 4 类。

8 种方法联合。主要的 2 种方法联合使用情况为：系统评价/文献综述联合德尔菲（317，39.4%）、系统评价/文献综述联合共识会议（252，31.3%）、系统评价/文献综述联合半结构化讨论（92，11.4%）、系统评价/文献综述联合访谈（156，19.4%）、德尔菲联合共识会议（237，29.4%）、德尔菲联合半结构化讨论（59，7.3%）、德尔菲联合访谈（147，18.3%）、共识会议联合半结构化讨论（44，5.5%）、共识会议联合访谈（123，15.3%）。常用的 3 种方法联合包括系统评价/文献综述、德尔菲联合共识会议（224，27.8%），系统评价/文献综述、德尔菲联合半结构化讨论（54，6.7%），系统评价/文献综述、德尔菲联合访谈（144，17.9%），德尔菲、共识会议联合访谈（119，14.8%），德尔菲、半结构化讨论联合访谈（24，3.0%），共识会议、半结构化讨论联合访谈（21，2.6%）。120 篇（14.9%）COS 研究联合使用了系统评价/文献综述、德尔菲、共识会议和访谈 4 种方法，36 篇（4.5%）联合使用系统评价/文献综述、德尔菲、共识会议和半结构化讨论 4 种方法，20 篇（2.5%）联合使用系统评价/文献综述、德尔菲、共识会议、半结构化讨论和访谈 5 种方法。

（六）制定核心指标集的利益相关群体

1. 利益相关群体

表 2-3 显示了参与制定 COS 的利益相关群体。所有的利益相关者中，临床专家参与制定的 COS 最多，多达 606 篇（75.3%）。340 篇（42.2%）考虑了患者的意见，157 篇

(19.5%)考虑了照顾者的观点,197 篇(24.5%)纳入了患者支持小组代表的观点。非临床研究专家中,研究人员参与制定 384 篇(47.7%),统计人员参与制定 101 篇(12.5%),流行病学家参与制定 85 篇(10.6%),方法学家参与制定 117 篇(14.5%)。71 篇(8.8%)考虑了政府机构代表的意见,68 篇(8.4%)考虑了监管机构代表的意见,90 篇(11.2%)纳入了政策制定者的观点,106 篇(13.2%)纳入了制药行业代表的观点,84 篇(10.4%)纳入了服务供应商的观点,50 篇(6.2%)纳入了期刊编辑的观点,但仍有 76 篇(9.4%)没有报告参与的利益相关群体。

表 2-3 制定核心指标集的利益相关群体

参与人员	频次	百分比(95%CI)
临床相关人员		
临床专家	606	0.753(0.722, 0.781)
临床试验成员	21	0.026(0.017, 0.040)
公众代表		
患者	340	0.422(0.389, 0.457)
照顾者	157	0.195(0.169, 0.224)
患者支持小组代表	197	0.245(0.216, 0.276)
服务使用者	78	0.097(0.078, 0.119)
家庭	89	0.111(0.091, 0.134)
非临床研究专家		
研究人员	384	0.477(0.443, 0.512)
统计员	101	0.125(0.104, 0.150)
流行病学家	85	0.106(0.086, 0.129)
方法学家	117	0.145(0.123, 0.171)
学术研究代表	19	0.024(0.015, 0.037)
经济学家	28	0.035(0.024, 0.050)
指南制定者	8	0.010(0.005, 0.020)
政府机构类人员		
政府机构代表	71	0.088(0.070, 0.110)
监管机构代表	68	0.084(0.067, 0.106)
政策制定者	90	0.112(0.092, 0.135)
慈善团体	58	0.072(0.056, 0.092)
服务专员	34	0.042(0.030, 0.059)
工业代表		
制药行业代表	106	0.132(0.110, 0.157)
设备制造商	20	0.025(0.016, 0.038)

（续表）

参与人员	频次	百分比(95%CI)
其他人员		
会议参加者	56	0.070(0.054, 0.089)
伦理学家	13	0.016(0.009, 0.028)
其他	75	0.093(0.075, 0.115)
服务供应商	84	0.104(0.085, 0.127)
期刊编辑	50	0.062(0.047, 0.081)
没有	42	0.052(0.039, 0.070)
没有报告	76	0.094(0.076, 0.117)
资助者	7	0.009(0.004, 0.018)

2. 利益相关群体的聚类分析

对参与的利益相关群体进行聚类分析,结果见图 2-20。参与的利益相关群体形成 3 个聚类,第 1 个聚类包括方法学家、流行病学家、临床专家、制药行业代表、统计员、监管机构

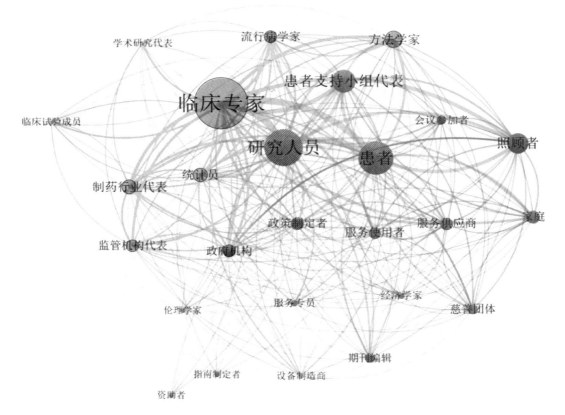

图 2-20　制定核心指标集参与的利益相关群体的网络图

注:◯第 1 个聚类;●第 2 个聚类;●第 3 个聚类。

代表和政府机构代表等 10 种人员;第 2 个聚类包括研究人员、患者、政策制定者、期刊编辑和伦理学家等 7 种人员;第 3 个聚类包括患者支持小组代表、照顾者、服务使用者、服务供应商和经济学家等 9 种人员。各聚类内部和聚类之间联系均较紧密,表明不同的人员常一起参与核心指标集的制定。

92 篇 COS 研究只考虑单个利益相关群体的观点,595 篇纳入了多个利益相关群体的观点。制定 COS 常考虑的 2 类利益相关群体的意见详情为:临床专家和患者(310,38.5%)、临床专家和研究人员(336,41.7%)、临床专家和政策制定者(87,10.8%)、临床专家和制药行业代表(99,12.3%)、患者和研究人员(208,25.8%)、患者和政策制定者(65,8.1%)、患者和制药行业代表(62,7.7%)、研究人员和政策制定者(59,7.3%)、研究人员和制药行业代表(67,8.3%)。201 篇(25.0%)COS 研究同时纳入了临床专家、患者和研究人员的观点,65 篇(8.1%)同时纳入了临床专家、患者和政策制定者的意见,61 篇(7.6%)同时考虑了临床专家、患者和制药行业代表的意见,58 篇(7.2%)综合了临床专家、患者、研究人员和政策制定者的观点,38 篇(4.7%)综合了临床专家、患者、研究人员、制药行业代表的观点,19 篇(2.4%)同时纳入了临床专家、患者、研究人员、政策制定者和制药行业代表 5 种人员的意见。

二、已发表 COS 研究现状分析

2019 年 9 月 24 日检索主要外文数据库获取已发表的 COS 相关研究,检索获得 1261 条记录,排除非 COS 研究及其计划书和 COS 相关方法学研究,最后共纳入 896 篇研究。[1]

(一) 时间分布

由图 2-21 可知,第 1 篇 COS 研究于 1981 年发表在 *Cancer* 上,主要关注了癌症治疗结果报告的标准化,1981 年至 2002 年每年发表 COS 研究≤10 篇,2003、2007、2010、2014 和 2015 年发表 COS 研究数量分别超过了 20、30、40、60 和 80 篇,尽管不同时间发表 COS 研究数量有所波动,但总体呈增长趋势。

(二) 期刊分布

896 篇 COS 研究发表在 403 种期刊上,其中 SCI 收录期刊 381 种(占期刊总数 94.54%),载 COS 研究 874 篇(占 COS 研究总量 97.54%)。北美洲国家主办期刊 200 种(49.63%),载 COS 研究 471 篇(52.57%),欧洲主办期刊 194 种(48.14%),载 COS 研究 415 篇(46.32%)。美国和英国主办期刊 328 种(80.59%),载 COS 研究 731 篇(81.58%),而载 COS 研究数量和影响因子前 15 位期刊均由美国和英国主办,详见表 2-4、2-5。影响因子介于 1～5 的期刊有 270 种,占 SCI 收录期刊的 70.87%,其中影响因子大于 10 的期

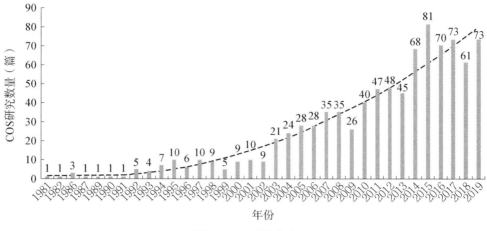

图2-21 时间分布

刊有35种(9.19%)。SCI期刊前5位学科领域分别为外科、肿瘤学、神经病学、儿科学和妇产科学,JCR分区1区的有259种(48.59%),详见表2-6。

表2-4 期刊出版国家、载文量和SCI收录情况一览表

序号	出版国家		期刊数量(n=403种)	载文数量(n=896篇)	影响因子
1	美国(北美洲)	SCI	183(45.41%)	390(43.53%)	0.84~51.273
		非SCI	10(2.48%)	10(1.12%)	
2	英国(欧洲)	SCI	131(32.51%)	327(36.5%)	1.206~59.102
		非SCI	4(0.99%)	4(0.45%)	
3	丹麦(欧洲)	SCI	12(2.98%)	19(2.12%)	0.946~7.163
4	德国(欧洲)	SCI	11(2.73%)	12(1.34%)	0.723~7.113
		非SCI	1(0.25%)	1(0.11%)	
5	荷兰(欧洲)	SCI	10(2.48%)	17(1.9%)	1.534~17.298
6	加拿大(北美洲)	SCI	7(1.74%)	70(7.81%)	0.895~28.245
7	冰岛(欧洲)	SCI	4(0.99%)	4(0.45%)	1.225~3.847
8	爱尔兰(欧洲)	SCI	3(0.74%)	7(0.78%)	2.821~4.572
9	澳大利亚(大洋洲)	SCI	1(0.25%)	1(0.11%)	1.911
10	巴西(南美洲)	非SCI	1(0.25%)	1(0.11%)	
11	瑞士(欧洲)	SCI	4(0.99%)	4(0.45%)	1.302~4.982
		非SCI	1(0.25%)	1(0.11%)	
12	新西兰(大洋洲)	SCI	4(0.99%)	5(0.56%)	2.673~7.583

（续表）

序号	出版国家	期刊数量($n=403$种)		载文数量($n=896$篇)	影响因子
13	芬兰（欧洲）	SCI 非SCI	3(0.74%) 1(0.25%)	6(0.67%) 1(0.11%)	2.067~4.015
14	意大利（欧洲）	SCI	2(0.5%)	4(0.45%)	1.279~3.238
15	法国（欧洲）	SCI	1(0.25%)	1(0.11%)	2.288
16	挪威（欧洲）	SCI 非SCI	1(0.25%) 2(0.5%)	2(0.22%) 2(0.22%)	2.706
17	葡萄牙（欧洲）	SCI	1(0.25%)	1(0.11%)	2.096
18	日本（亚洲）	SCI	1(0.25%)	1(0.11%)	2.107
19	瑞典（欧洲）	SCI	1(0.25%)	1(0.11%)	1.907
20	沙特阿拉伯（亚洲）	SCI	1(0.25%)	1(0.11%)	2.412
21	西班牙（欧洲）	非SCI	1(0.25%)	1(0.11%)	
22	印度（亚洲）	SCI	1(0.25%)	1(0.11%)	3.03
23	比利时（欧洲）	非SCI	1(0.25%)	1(0.11%)	

表 2-5　刊载核心指标集数量前 15 位期刊一览表

序号	期刊名称	载文数量（篇）	影响因子
1	*Journal of rheumatology*（加拿大）	47(11.55%)	3.634
2	*Trials*（英国）	19(4.67%)	1.975
3	*Journal of clinical oncology*（加拿大）	17(4.18%)	28.245
4	*Annals of the rheumatic diseases*（英国）	15(3.69%)	14.3
5	*Plos One*（美国）	15(3.69%)	2.776
6	*Pediatrics*（美国）	14(3.44%)	5.401
7	*Annals of oncology*（英国）	11(2.7%)	14.196
8	*Journal of allergy and clinical immunology*（美国）	11(2.7%)	14.11
9	*BJOG-an international journal of obstetrics and gynaecology*（英国）	11(2.7%)	5.193
10	*Journal of clinical epidemiology*（美国）	11(2.7%)	4.65
11	*BMJ Open*（英国）	11(2.7%)	2.376
12	*JNCI-Journal of the national cancer institute*（美国）	9(2.21%)	10.211
13	*British journal of dermatology*（英国）	9(2.21%)	6.714
14	*Blood*（美国）	8(1.97%)	16.562
15	*Cochrane database of systematic reviews*（英国）	8(1.97%)	7.755

表 2 - 6　SCI 收录期刊研究领域与 JCR 分区一览表

研究领域	JCR 分区				合计
	Q1(种)	Q2(种)	Q3(种)	Q4(种)	
外科	19(3.56%)	15(2.81%)	6(1.12%)	1(0.19%)	41(7.68%)
肿瘤学	13(2.43%)	11(2.06%)	4(0.75%)		28(5.24%)
神经病学	12(2.25%)	7(1.31%)	5(0.94%)	1(0.19%)	25(4.68%)
儿科学	14(2.62%)	6(1.12%)	1(0.19%)	3(0.56%)	24(4.49%)
妇产科学	9(1.69%)	4(0.75%)	6(1.12%)	2(0.37%)	21(3.93%)
内科医学	14(2.62%)	3(0.56%)	1(0.19%)	1(0.19%)	19(3.56%)
康复医学	8(1.5%)	7(1.31%)	2(0.37%)	2(0.37%)	19(3.56%)
精神病学	9(1.69%)	4(0.75%)	4(0.75%)	1(0.19%)	18(3.37%)
风湿病学	5(0.94%)	8(1.5%)	4(0.75%)		17(3.18%)
整形外科	10(1.87%)	5(0.94%)	1(0.19%)		16(3%)
心脏和心血管系统	9(1.69%)	5(0.94%)	1(0.19%)	1(0.19%)	16(3%)
泌尿学和肾脏学	8(1.5%)	5(0.94%)	1(0.19%)	2(0.37%)	16(3%)
牙科、口腔外科、口腔医学	7(1.31%)	3(0.56%)	4(0.75%)	1(0.19%)	15(2.81%)
肠胃科学与肝病学	8(1.5%)	1(0.19%)	5(0.94%)		14(2.62%)
重症医学	7(1.31%)	3(0.56%)	2(0.37%)	1(0.19%)	13(2.43%)
外周血管病	7(1.31%)	3(0.56%)	1(0.19%)	2(0.37%)	13(2.43%)
呼吸系统	6(1.12%)	4(0.75%)	3(0.56%)		13(2.43%)
麻醉学	4(0.75%)	5(0.94%)	1(0.19%)	2(0.37%)	12(2.25%)
药学	4(0.75%)	4(0.75%)	3(0.56%)		11(2.06%)
医学研究与实验	1(0.19%)	3(0.56%)	6(1.12%)		10(1.87%)
内分泌与代谢医学	7(1.31%)	1(0.19%)	1(0.19%)	1(0.19%)	10(1.87%)
免疫学	6(1.12%)	1(0.19%)	1(0.19%)	2(0.37%)	10(1.87%)
公共环境和职业健康	5(0.94%)	3(0.56%)	2(0.37%)		10(1.87%)
保健学与保健服务	4(0.75%)	3(0.56%)	2(0.37%)	1(0.19%)	10(1.87%)
血液学	3(0.56%)	3(0.56%)	2(0.37%)		8(1.5%)
皮肤科	6(1.12%)	2(0.37%)			8(1.5%)
老年病学与老年学	2(0.37%)	3(0.56%)	3(0.56%)		8(1.5%)
药物滥用	3(0.56%)	1(0.19%)	3(0.56%)		7(1.31%)
眼科	3(0.56%)	1(0.19%)	2(0.37%)	1(0.19%)	7(1.31%)
体育科学	4(0.75%)	1(0.19%)	1(0.19%)		6(1.12%)

（续表）

研究领域	JCR 分区				合计
	Q1(种)	Q2(种)	Q3(种)	Q4(种)	
耳鼻咽喉科	2(0.37%)	3(0.56%)		1(0.19%)	6(1.12%)
遗传学与遗传	1(0.19%)	3(0.56%)	1(0.19%)		5(0.94%)
移植学	3(0.56%)	1(0.19%)	1(0.19%)		5(0.94%)
传染病	3(0.56%)	1(0.19%)	1(0.19%)		5(0.94%)
医学信息学	1(0.19%)		2(0.37%)	1(0.19%)	4(0.75%)
心理学	1(0.19%)	3(0.56%)			4(0.75%)
护理学	3(0.56%)			1(0.19%)	4(0.75%)
中西医结合医学		3(0.56%)			3(0.56%)
卫生保健科学和服务	2(0.37%)	1(0.19%)			3(0.56%)
微生物学	3(0.56%)				3(0.56%)
寄生虫	2(0.37%)	1(0.19%)			3(0.56%)
急诊医学	2(0.37%)	1(0.19%)			3(0.56%)
核医学	1(0.19%)	2(0.37%)			3(0.56%)
过敏	2(0.37%)		1(0.19%)		3(0.56%)
多学科科学	1(0.19%)	2(0.37%)			3(0.56%)
营养与营养学		2(0.37%)			2(0.37%)
营养与饮食学	1(0.19%)	1(0.19%)			2(0.37%)
听力学及言语语言病理学	1(0.19%)	1(0.19%)			2(0.37%)
热带医学	2(0.37%)				2(0.37%)
计算机科学,信息系统	1(0.19%)			1(0.19%)	2(0.37%)
化学与营养学			1(0.19%)	1(0.19%)	2(0.37%)
公共环境和职业健康	1(0.19%)	1(0.19%)			2(0.37%)
放射学	2(0.37%)				2(0.37%)
医疗科学与服务		1(0.19%)			1(0.19%)
药学毒理学			1(0.19%)		1(0.19%)
药理学	1(0.19%)				1(0.19%)
细胞生物学		1(0.19%)			1(0.19%)
数学与计算生物学		1(0.19%)			1(0.19%)
声学	1(0.19%)				1(0.19%)
生殖生物学	1(0.19%)				1(0.19%)

（续表）

研究领域	JCR 分区				合计
	Q1(种)	Q2(种)	Q3(种)	Q4(种)	
生物技术与应用微生物学		1(0.19%)			1(0.19%)
生物化学与分子生物学		1(0.19%)			1(0.19%)
生理学				1(0.19%)	1(0.19%)
神经成像科学		1(0.19%)			1(0.19%)
计算机科学,跨学科应用	1(0.19%)				1(0.19%)
核医学和医学成像	1(0.19%)				1(0.19%)
行为病学			1(0.19%)		1(0.19%)
概率学	1(0.19%)				1(0.19%)
初级卫生保健	1(0.19%)				1(0.19%)

（三）作者分布与合作

共有 5 213 名作者参与了 COS 研究,82.66%的作者仅参与了 1 篇 COS 研究,而参与 4 篇以上的作者有 71 名,参与 10 篇以上的作者只有 11 名,分别为 Blazeby JM(25 篇,英国布里斯托大学)、Boers M(21 篇,荷兰阿姆斯特丹自由大学)、Williamson PR(20 篇,英国利物浦大学)、Strand V(17 篇,美国斯坦福大学)、Tugwell P(17 篇,加拿大渥太华大学)、Brookes ST(12 篇,英国伯明翰大学)、Schmitt J(12 篇,德国德累斯顿科技大学)、Craig JC(11 篇,澳大利亚弗林德斯大学)、Devane D(11 篇,爱尔兰国立高威大学)、Khanna D(11 篇,美国密歇根大学)和 Singh JA(11 篇,美国阿拉巴马大学伯明翰分校)。对参与 4 篇以上的 71 名作者的合作情况进行分析,结果见图 2－22,只有 31 名作者之间形成了 6 个合作团体,这说明参与 COS 研究的高产作者间缺少合作,核心指标集的制定需国际相关研究人员合作,以加强核心指标集的推广性。

（四）研究机构分布与合作

共有 2 428 个研究机构参与了 COS 研究,研究机构多来自发达国家的综合性大学,参与 COS 研究数量前 12 个机构分别为加拿大多伦多大学 58 篇(6.47%)、英国布里斯托大学 47 篇(5.25%)、美国加利福尼亚大学 45 篇(5.02%)、美国华盛顿大学 45 篇(5.02%)、英国牛津大学 44 篇(4.91%)、美国斯坦福大学 38 篇(4.24%)、荷兰阿姆斯特丹自由大学 38 篇(4.24%)、英国利物浦大学 35 篇(3.91%)、美国约翰霍普金斯大学 33 篇(3.68%)、英国布里斯托大学医院 33 篇(3.68%)、美国密歇根大学 33 篇(3.68%)和美国宾夕法尼亚大学 33 篇(3.68%)。对参与 COS 研究数量大于 14 篇的 54 个研究机构进行合作情况分析,由

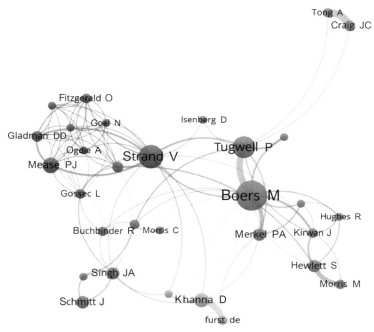

图 2 - 22　主要作者合作关系图

图 2 - 23 可知,研究机构之间形成了 3 个合作团体。第 1 个合作团体主要由来自美国的加利福尼亚大学、华盛顿大学、哥伦比亚大学、梅奥诊所和约翰霍普金斯大学;第 2 个合作团体主要由来自加拿大的多伦多大学、麦克马斯特大学和来自澳大利亚的悉尼大学;来自欧洲的牛津大学、布里斯托大学、阿姆斯特丹大学、利物浦大学等组成了第 3 个合作团体。由此可见,欧洲和北美洲的高校和医疗机构之间的合作比较紧密,而来自亚洲和非洲的研究机构相对较少,且与欧洲和北美洲的研究机构的合作有待进一步加强。

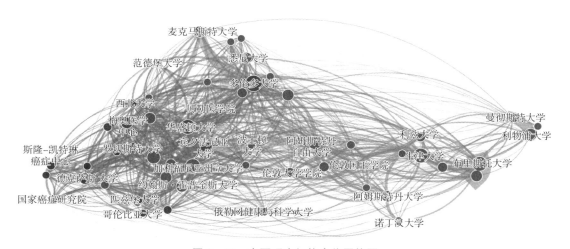

图 2 - 23　主要研究机构合作网络图

（五）国家分布与合作

共有 77 个国家的研究者为 COS 研究做出了贡献，但不同国家发表 COS 研究数量差异很大。前 5 位国家分别是美国 446 篇（49.67%）、英国 413 篇（45.99%）、加拿大 211 篇（23.50%）、荷兰 197 篇（21.94%）和澳大利亚 144 篇（16.04%）。我国只参与了 27 篇（3.01%）COS 研究。图 2-24 为发表 COS 研究数量大于 4 篇的国家合作情况，国家之间的合作分为 4 个团队，其中最大的团队由美国、英国、加拿大、荷兰、新西兰、土耳其和爱尔兰等国家组成。在国家合作网络中，多数国家为发达国家，发展中国家相对较少。

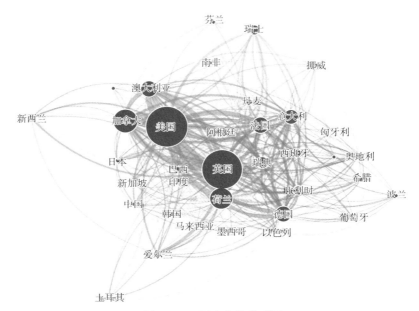

图 2-24　国家合作关系图

（六）关键词分布与聚类分析

由关键词热图（图 2-25）可知，主要高频关键词包括：clinical trials（临床试验，390次）、outcome（指标，262 次）、quality of life（生活质量，201 次）、core outcome set（核心指标集，104 次）、quality（质量，69 次）、systematic review（系统评价，69 次）、treatment（治疗，61次）、double-blind（双盲，63 次）、cancer（癌症，49 次）、disease（疾病，46 次）。对出现频次大于 9 的 61 个关键词进行聚类分析，最终聚为 4 类（图 2-26），聚类 1 和聚类 2 的内部相似很好，而聚类 3 和聚类 4 的外部差异性不明显。第 1 个聚类包含 outcome、core outcome set、questionnaire、classification、mortality、arthritis、disability、validation、care、reliability、patient 等 24 个关键词，主要关注关节炎、骨关节炎和卒中等疾病核心指标集制定；第 2 个聚类包含 methodology、delphi、protocol、double-blind、management、diagnosis、 complications、multicenter、treatment、risk factor、efficacy、prevalence 等 17 个关键词，主要关注德尔菲法和共识法在儿童和婴儿相关疾病的有效性、安全性、管理和诊断方面指标确定中的价值；第 3 个聚类包含 clinical trials、guidelines、quality、consort statements、

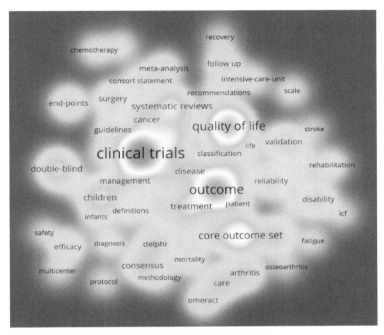

图 2-25 主要关键词热度图

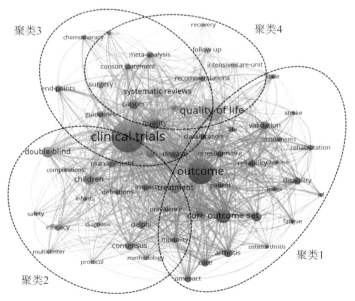

图 2-26 主要关键词聚类分析结果

meta-analysis、recommendations、consensus、end-points、definitions、impact、survival 等 14 个关键词，主要聚焦在基于 Meta 分析开展化疗和手术治疗癌症核心指标集研究；第 4 个聚类包含 6 个关键词，分别是 follow up、intensive-care-unit、quality of life、recovery、surgery、systematic review，主要关注利用系统评价方法开展术后和 ICU 患者康复和生活质量方面的核心指标集研究。

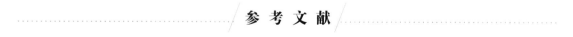

参 考 文 献

［1］史纪元,高亚,马新萍,等.COMET 数据库核心指标集研究现状剖析[J].中国医药导刊,2020(1)：53－58.

第三章

核心指标集研究相关技术规范

开展临床研究评价医疗措施的疗效是医药学领域的重要内容，也是治疗方案优化和新产品研发的关键环节。选择合适的指标对评价干预措施的作用至关重要。但目前同一领域或相同干预措施的临床研究中评价指标普遍存在异质性、不实用性和报告偏倚等问题[1,2]，导致研究结果脱离临床需求、数据不能合并或比较，造成研究资源的浪费[3]。为解决这些问题，国际方法学家提出建立临床研究核心指标集（Core Outcome Set，COS）策略，即研制健康或卫生保健特定领域中临床研究应该报告的最小结局指标集合[4]。2010 年临床研究核心指标集组织 COMET 成立，旨在推动 COS 研究与应用[5]。

截至 2019 年，在 COMET 数据库中注册有数千余项 COS 研究方案，已发表 337 项 COS 研究[6]。近年 COS 研究虽然逐渐增多，但普遍存在质量参差不齐的问题。统计调查也显示：COS 研究方法不规范，影响 COS 研究的完整性和透明性，也导致许多 COS 研究结果得不到公认。为了提高 COS 研究质量，需要从 COS 研制项目开始到最终结果报告，形成系列研究规范。为提高核心指标集研究和报告质量，COMET 工作组已先后发布核心指标集报告规范（Core Outcome Set-STAndards for Reporting，COS – STAR）[7]和核心指标集研制规范（Core Outcome Set-STAndards for Development，COS – STAD）[8]。2019 年 COMET 工作组发布了核心指标集方案规范（Core Outcome Set-STAndardised Protocol Items，COS – STAP）的声明[9]。这一系列的 COS 研制和报告规范为 COS 研究者和使用者提供了可以遵循的方法学指导。

如何测量既定的疗效评价指标也是 COS 研究的重要内容。由于同一指标存在多种不同的测量方法，且测量方法又受到测量实施者和测量时点等因素的影响，合理选择、清晰报告 COS 测量方法同样是一个需要重视和规范的领域。为解决这些问题，2005 年成立的健康测量工具选择共识标准（Consensus-based Standards for the selection of health Measurement INstruments，COSMIN）工作组，旨在推动改善科研及临床实践中结局指标测量工具的选择。

本章介绍解读 COS - STAP、COS - STAD、COS - STAR 和 COSMIN，以期为 COS 研制者和使用者提供参考。

核心指标集研究方案规范（COS - STAP）

核心指标集研究方案规范（COS - STAP），是提高 COS 研制方案规范性的指南，旨在从源头上保障 COS 研究的完整性和透明度。COS - STAP 的形成参考了"提高卫生研究的质量和透明度"协作网（the Enhancing the Quality and Transparency of Health Research，EQUATOR）研制指南的方法学框架。

一、COS - STAP 研制过程

COS - STAP 的研制过程分 3 个阶段：

1. 初始条目清单生成阶段

参照 COS - STAR 报告标准，基于专家经验，形成了初始条目清单，包括 COS 研究的各个阶段。

2. 采用两轮德尔菲（Delphi）问卷调查

调查参与者包括 3 个主要利益相关者群体，涉及 150 多名参与者，分别为 COS 研制者、期刊主编、参与 COS 的患者或相关人员。在德尔菲研究的第 1 轮，参与者可以建议新条目到第 2 轮的研究中，并提出改进现有条目表述清晰度的建议。在第 2 轮调查中，向完成第 1 轮调查的参与者反馈每个条目的回复数量和评分情况。第一轮建议增加的 65 个条目，经删除重复或重叠性建议，有 10 个条目进入到第 2 轮评分。最后确定 45 个条目进入共识会议。

3. 共识会议

8 名成员参加共识会议，分别为 4 名 COS 研制者、2 名期刊编辑及 2 名参与 COS 的患者或相关人员。进入共识会议的 45 个条目在会议前展示给参与者。最终 13 个条目达成共识，纳入撰写 COS 方案时至少应包含的条目清单。

二、COS - STAP 清单内容

COS - STAP 清单包括 6 个主要部分，共 13 个条目：题目/摘要（1 个条目）、引言（2 个条目）、方法（4 个条目）、分析（2 个条目）、伦理与传播（2 个条目）及管理信息（2 个条目），详见表 3 - 1。

表 3‑1　核心指标集研究方案规范(COS‑STAP)条目清单

主题	条目编号	清单条目
题目/摘要		
题目	1a	在题目中指出本文描述计划研制的 COS 研究方案
摘要	1b	提供结构式摘要
引言		
背景和目的	2a	描述背景并解释研制 COS 的合理性,并指出需要研制 COS 的原因及其应用的潜在障碍
	2b	描述研制 COS 的具体目的
具体范围	3a	描述 COS 涵盖的健康问题和人群
	3b	描述 COS 将涵盖的干预措施
	3c	描述 COS 应用的场景
方法		
利益相关者	4	描述 COS 研制过程涉及的利益相关群体,其参与的性质和原因,以及如何确认参与者;应包括研究团队的成员和参与者
信息来源	5a	描述将用于确认结局指标列表的信息来源;概述方法或参考其他方案或论文
	5b	描述如何剔除或合并指标,并说明原因
共识过程	6	描述如何开展共识过程的计划
共识定义	7a	描述共识定义
	7b	描述在共识过程中决定如何考虑结局指标将被增加、合并或剔除的程序
分析		
指标评分/反馈	8	描述如何对指标进行评分和总结,描述参与者在共识过程中如何获得反馈
缺失数据	9	描述在共识过程中如何处理缺失数据
伦理与传播		
伦理审批/知情同意	10	描述获取研究伦理委员会/机构审查委员会批准的与共识过程有关的任何计划,并描述如何获得知情同意(如果涉及)
传播	11	描述向研究参与者和 COS 用户分享研究结果的任何计划,包括传播的方法和时间
管理信息		
资金资助	12	描述资金来源、资助者的角色
利益冲突	13	描述研究团队任何潜在的利益冲突,以及如何处理这些冲突

三、COS‑STAP 清单解读

(一) 题目、摘要

1. 条目 1a：题目

COS 研制者应该将文章明确为 COS 研制方案。题目中应包含关键词"核心指标集"和

"方案",一方面可提高标引文献准确度,另一方面有助于 COS 研制者或使用者快速检索相关的文献。

2. 条目 1b:摘要

摘要需提供关键信息,使读者能够了解到研制 COS 方案的具体范围和方法。虽然不同的期刊会要求不同的格式和字数,结构化摘要可以为读者提供更完整的信息,也方便查找关键信息[10]。COS 研制方案的高度结构化摘要需包括以下标题:背景(Background)、目的(Objectives)、数据来源(Data Sources)、利益相关者入选标准(Stakeholders Eligibility Criteria)和共识过程(Consensus Process)。更简单的摘要结构中,上述标题可以折叠成不同期刊所需的格式。例如,在 BMJ Open 期刊中,背景和目的可以构成"引言"(Introduction)的一部分,而数据来源、利益相关者入选标准和共识方法可以成为"方法/分析"(Methods/Analysis)的一部分。采用高度结构化的摘要,COS 研制者可以在"背景"项下解释在该地区研制 COS 的重要性和理论依据,阐述 COS 研制的意义。在"目的"标题下可描述研究的目的,并确定 COS 的具体范围(Scope)。在"数据来源"标题下总结如何获得原始的指标列表以纳入共识过程。"利益相关者入选标准"则描述哪些参与者将有资格参与共识过程,并可描述参与者的遴选方法。"共识过程"部分则描述将用于达成共识的方法,如德尔菲问卷调查、共识会议或混合方法等。

(二) 引言

1. 条目 2a:背景

背景部分是用于解释在特定卫生保健领域开展此 COS 研究的理论依据,并确认此 COS 的必要性。制定 COS 研究需基于共识方法,目的是解决评价指标报告的不一致性、结局指标测量的异质性和报告偏倚,确保专家之间对测量的评价指标达成共识。若在某个领域已存在相关的 COS 研究,COS 研制者应提出在同一个领域研制新 COS 的合理性依据。如新 COS 与现有 COS 具体范围可能因疾病的阶段而不同,或者现有 COS 可能存在某些局限性或质量问题,需要研制新的 COS 加以更新或补充。判断一个 COS 的价值取决于其是否可以得到广泛应用并改善研究指标存在的问题。因此,一个理想化的背景应描述 COS 研制的计划,在设定 COS 方案阶段,需要考虑推广应用 COS 时的潜在障碍,并说明在 COS 研制过程中如何克服这些障碍。以下三点可供 COS 研制者参考:①描述在某个卫生医疗领域相关的评价指标选择和测量的已知问题。②描述 COS 对不同利益相关者(如医疗人员、患者等)的重要性。③阐明研究目的,并讨论当前研究中为克服现有 COS 局限性所涉及的范围,以及 COS 应用时可能出现的潜在障碍。

2. 条目 2b:目的

描述研制 COS 能解决的问题。在计划 COS 研制方案的背景下,此目的通常指在一套共识方法的基础上建立某个特定卫生健康问题的重要的评价指标。

3. 条目 3：具体范围

确定 COS 的应用范围，是为了明确哪个具体卫生健康领域或实践场景能够应用该 COS[10]。应根据健康状况和目标人群、COS 适用的干预措施以及 COS 适用的应用环境来描述其应用范围。因此，具体范围涵盖临床研究"PICO"（人群、干预措施、对照、结局指标）的前三个要素。定义 COS 的具体范围存在挑战性，必须在一开始就明确 COS 研制过程的所有阶段。

COS 研究方案应涵盖对健康状况、人群、干预类型的详细说明。在某个疾病范畴，如肿瘤，COS 可以包括广泛性的肿瘤，或明确特定的肿瘤类型，例如头颈部肿瘤。同时，研制 COS 可包含所有患者，也可针对特定人群，例如局限性前列腺癌患者或晚期前列腺癌患者。COS 也可适用于在某个特定情况的所有干预，或是某个特定的干预措施。例如，若 COS 仅与某些特定干预类型相关，如手术或特定药物类型（如生物制剂），则应提供相关细节。

虽大多 COS 研制项目的重点是在临床有效性研究中应用，但 COS 也适用于其他实用场景，如其他研究设计、系统评价、常规医疗护理或审查。由于不同实践场景需要采用不同指标，因此 COS 研制者应说明 COS 方案的实践场景。

（三）方法

1. 条目 4：利益相关者

了解在 COS 研制过程中涉及的不同利益相关群体类型对于评估 COS 至关重要，因此在共识过程开始之前应确定各个利益相关群体，也应描述如何确定每个利益相关群体的参与者。这有利于编辑和审稿专家在 COS 研制方案的同行评审过程中确保关键利益相关群体的完整性，或在 COS 研制项目开始之前建议如何联系利益相关群体中的参与者。

2. 条目 5：信息来源

形成候选指标的初始清单是 COS 研制方案的一个重要部分。COS 研制方案中应描述用于生成此初始清单的不同信息来源。例如，来自已发表的临床研究采用的指标，可以通过与患者进行访谈或从咨询小组（咨询小组的成员代表了关键利益相关者）获得信息加以补充。临床研究中报告的指标可能主要反映了医疗专业人员的观点，而患者访谈可能获得患者更为关注的重要指标。因此，COS 研制者应重视收集来自医疗专业人员和患者等利益相关方关注的指标[7]。

若指标存在重复，COS 研制者可以从初始清单中删除或合并相应的指标。在 COS 研制方案中必须详细说明此过程的步骤及执行者，以确保避免遗漏共识过程中任何潜在的重要指标，并确保任何合并的指标均得到指导小组的共识。

3. 条目 6：共识过程

目前用于达成共识的方法存在差异[8]，常用的方法包括德尔菲法[11,12]、名义小组法[13,14]、共识研制会议[15]和半结构化小组讨论[16]等。许多研究使用了多种方法的组合来达成共识，例如 Ruperto 使用了德尔菲方法加上名义小组方法[17]。因此，COS 研制者在研究方案阶段描述共识方法至关重要，且可以使用流程图表述共识实施流程。

4. 条目 7：共识定义

确定达成共识的标准在 COS 研制中非常重要。COS 研制者应在研制方案中预先定义共识标准，以尽量减少在分析指标后更改标准而导致潜在偏倚。

尽管在已发表的文献[18]中没有明确何种标准最佳，但有许多方法可以用来定义共识标准，如常用的百分比一致性阈值或每个指标的平均或中位数阈值[19~22]。COS 研制者应在研制方案中清楚描述共识定义，并尽可能说明既定共识标准的合理性。如 Williamson 等也在 COMET 手册解释使用"70/15％"的共识定义（指标评分为 7~9 分的参与者占 70％或以上；或 1~3 分参与者在 15％以下，表示该指标达成共识）。

在共识过程中虽可以使用不同采纳或排除指标的方法，但目前没有证据表明不同的方法是否会影响最终的 COS 结果。因此，COS 研制者应在共识过程中说明排除结局指标的任何预先规定的标准，并在 COS 研制方案中指出为什么规定这些标准。COS 研制者也应说明整个共识过程中采纳指标的标准。COS 研制者也可以表述在共识过程中增加新的指标，说明纳入新指标的过程以及如何处理新出现的指标。

（四）分析

1. 条目 8：指标评分或反馈

COS 研究中可使用不同的评分系统来评估指标的重要性。这些评分系统有 Likert 量表[20~23]、结局指标排名[17,24]和评分分配[25,26]。大多数 COS 研究使用 Likert 量表。COS 研究中应在方案中重点说明如何进行评分，以避免在共识过程中更改评分方法而产生潜在偏倚。COS 方案应说明所使用的评分方法如何体现指标的重要程度，如果不同利益相关群体所使用的评分方法存在差异性，也需要加以说明。一般的共识过程会通过总结评分结果，并反馈给参与者重新审议每个指标的评分标准，之后总结的结果则用于共识会议。因反馈结果的方法（德尔菲调查中）可能会影响最终 COS，COS 方案中应说明评分总结和反馈结果的方法[27]。

2. 条目 9：缺失数据

在 COS 研制方案的共识过程中，缺失数据的两个主要来源是无应答（缺失）和部分应答。当参与者在随后的几轮反馈中无应答，而在第一轮反馈的建议与同个利益群体的其他参与者有差异时，可产生缺失偏倚。例如，若参与者对特定指标的重要性评分在结果反馈里处于少数，则会导致参与者更容易退出下一轮的调查，可能会高估最终结果的共识程度。对于部分应答者，COS 研制者应制订处理计划。如在德尔菲调查中是否会邀请这些部分应答者参加下一轮的德尔菲调查。COS 研制者也应明确提出是否在 COS 方案中设定相应的标准，例如部分应答者在上一轮调查中若完成至少 x％的调查，将继续被邀请参加下一轮调查。COS 方案的共识过程也需要提出如何处理此类的缺失数据，尽量实现将缺失数据最小化，并审查缺失偏倚的可能性。

（五）伦理与传播

1. 条目 10：伦理审批与知情同意

任何医学研究都应重视伦理和知情同意的问题，而伦理审批通常是向期刊投稿时需要提供。在 COS 研究开始之前，在撰写 COS 方案阶段应考虑这些问题。COS 研究伦理方面的监管要求存在地域差异，这取决于进行 COS 研究的国家或共识过程的利益相关群体及使用方法。

COS 研制者应在 COS 方案中说明获得伦理批准的计划，并详述如何获取知情同意等问题。COS 研制者应参照已获得的伦理批准，或此研究不需要伦理批准也应加以说明。

2. 条目 11：传播

完成 COS 研究后，COS 研制者计划如何向研究参与者和 COS 使用者传播 COS 最终结果应概述于 COS 方案里。内容应包括批准和提交共识的 COS 结果传播的方式和时间节点，例如通过期刊出版、会议报告、研究网站或相关协会等方式。明确传播 COS 结果的方法和时间点对 COS 使用者在设计新的研究时很重要。

（六）管理信息

1. 条目 12：资金资助

COS 研究也需像其他研究一样说明是否有资金支持。因考虑到资助机构作为 COS 研制过程中关键利益相关者（如管理部门和行业代表）的潜在作用，在 COS 研制开始时，需要说明所有资金和资助者发挥的作用。出资人可以提供某项服务，如共识会议的地点，而参与计划共识会议讨论的出资机构代表给予 COS 研制团队的任何类型的资金或服务都应在方案里报告，也应声明出资人在 COS 研究的设计、分析、报告中充当什么角色。

2. 条目 13：利益冲突

除了资金问题外，COS 研制者也应报告任何与其角色（或研究团队其他成员的角色）相关的可能影响最终 COS 结果的利益冲突。例如某位研究者已研制可能被用于共识会议的某个评价指标的测量工具，在 COS 研制方案中应预先规定不容许这些人参与最后投票。如果研究小组成员认为他们参与此研究或参与生成初始指标清单可能产生利益冲突，则不能入选为共识过程的参与者。

参 考 文 献

［1］ Thornley B，Adams C. Content and quality of 2000 controlled trials in schizophrenia over 50 years ［J］. BMJ，1998，317(7167)：1181 - 1184.

［2］ 邢冬梅，张俊华，张伯礼. 中医临床研究核心结局指标集形成路径［J］. 中华中医药杂志，2014，29(5)：1352 - 1355.

［3］ Macleod MR，Michie S，Roberts I，et al. Biomedical research：increasing value，reducing waste［J］. The Lancet，2014,383(9912)：101 - 104.

［4］ Williamson PR，Altman DG，Blazeby JM，et al. Developing core outcome sets for clinical trials：issues to consider［J］. BioMed Central，2012,13(1)：132.

［5］ Gargon E，Gurung B，Medley N，et al. Choosing Important Health Outcomes for Comparative Effectiveness Research：A Systematic Review［J］. Plos One，2014,9(6)：e99111.

［6］ Gargon E，Gorst SL，Williamson PR. Choosing important health outcomes for comparative effectiveness research：5th annual update to a systematic review of core outcome sets for research ［J］. Plos One，2019,14(12)：e0225980.

［7］ Kirkham JJ，Gorst S，Altman DG，et al. Core Outcome Set-Standards for reporting：the COS - STAR statement［J］. Plos Medicine，2016,13(10)：e1002148.

［8］ Kirkham JJ，Davis K，Altman DG，et al. Core Outcome Set-Standards for Development：The COS - STAD recommendations［J］. Plos Medicine，2017,14(11)：e1002447.

［9］ Kirkham JJ，Gorst S，Altman DG，et al. Core Outcome Set-Standardised Protocol Items：the COS - STAP Statement［J］. Trials，2019,20(1)：116.

［10］ Liberati A，Altman DG，Tetzlaff J，et al. The PRISMA Statement for Reporting Systematic Reviews and Meta-Analyses of Studies That Evaluate Health Care Interventions：Explanation and Elaboration ［J］. Plos Medicine，2009,6(7)：e1000100.

［11］ Karas J，Ashkenazi S，Guarino A，et al. A core outcome set for clinical trials in acute diarrhoea［J］. Archives of disease in childhood，2015,100(4)：359 - 363.

［12］ Chiarotto A，Deyo RA，Terwee CB，et al. Core outcome domains for clinical trials in non-specific low back pain［J］. European spine journal：official publication of the European Spine Society，the European Spinal Deformity Society，and the European Section of the Cervical Spine Research Society，2015,24(6)：1127 - 1142.

［13］ Haywood KL，Griffin XL，Achten J，et al. Developing a core outcome set for hip fracture trials［J］. The Bone and Joint Journal，2014,96 - B(8)：1016 - 1023.

［14］ Rider LG，Giannini EH，Brunner HI，et al. International consensus on preliminary definitions of improvement in adult and juvenile myositis［J］. Arthritis Rheum，2004,50(7)：2281 - 2290.

［15］ Kirchhof P，Auricchio A，Bax J，et al. Outcome parameters for trials in atrial fibrillation：executive summary［J］. European Heart Journal，2007,28(22)：2803 - 2817.

［16］ Zannad F，Garcia AA，Anker SD，et al. Clinical outcome endpoints in heart failure trials. A European society of cardiology heart failure association consensus document［J］. Eur J Heart Fail，2013,15(10)：1082 - 1094.

［17］ Ruperto N，Ravelli A，Murray KJ，et al. Preliminary core sets of measures for disease activity and damage assessment in juvenile systemic lupus erythematosus and juvenile dermatomyositis［J］. Rheumatology，2003,42(12)：1452 - 1459.

［18］ Diamond IR，Grant RC，Feldman BM，et al. Defining consensus：a systematic review recommends methodologic criteria for reporting of Delphi studies［J］. Journal of Clinical Epidemiology，2014,67 (4)：401 - 409.

［19］ Wylde V，MacKichan F，Bruce J，et al. Assessment of chronic post-surgical pain after knee replacement：Development of a core outcome set［J］. European Journal of Pain，2015,19(5)：611 - 620.

［20］ Blazeby JM，Macefield R，Blencowe NS，et al. Core information set for oesophageal cancer surgery

[J]. British Journal of Surgery，2015，102(8)：936 - 943.

[21] Potter S，Holcombe C，Ward JA，et al. Development of a core outcome set for reconstructive breast surgery The BRAVO（Breast Reconstruction and Valid Outcomes）Study [J]. European Journal of Surgical Oncology，2014，40(5)：633 - 634.

[22] Bennett WL，Robinson KA，Saldanha IJ，et al. High priority research needs for gestational diabetes mellitus [J]. Journal of Women's Health，2012，21(9)：925 - 932.

[23] Schmitt J，Langan S，Stamm T，et al. Core outcome set domains for controlled trials and clinical recordkeeping in eczema：international multiperspective Delphi consensus process [J]. Journal of Investigative Dermatology，2011，131(3)：623 - 630.

[24] Vargus-Adams JN，Martin LK. Measuring What Matters in Cerebral Palsy：A Breadth of Important Domains and Outcome Measures [J]. Archives of Physical Medicine and Rehabilitation，2009，90 (12)：2089 - 2095.

[25] Kloppenburg M，Bøyesen P，Smeets W，et al. Report from the OMERACT hand osteoarthritis special interest group：advances and future research priorities [J]. J Rheumatol，2014，41(4)：810 - 818.

[26] Mease PJ，Clauw DJ，Arnold LM，et al. Fibromyalgia syndrome [J]. J Rheumatol，2005，32(11)：2270 - 2277.

[27] Brookes ST，Macefield RC，Williamson PR，et al. Three nested randomized controlled trials of peer-only or multiple stakeholder group feedback within Delphi surveys during core outcome and information set development [J]. Trials，2016，17(1)：409.

第二节

核心指标集研制规范(COS - STAD)

为了提高 COS 研究的质量，需要有统一的操作指南，以明确各个研究环节的技术要点。COMET 工作组开发了核心指标集研制规范（COS - STAD），作为 COS 研制过程的技术指导原则，保障了 COS 研究方法的科学性和规范性。COS - STAD 适应于所有 COS 研制，不论何种医疗保健领域，也不论何种研究类型，如有效性临床试验、系统评价等。

一、COS - STAD 研制过程

COS - STAD 的研制过程分 3 个阶段：①初始条目清单生成阶段。通过在线问卷调查收集参与研究者认为研制 COS 需要考虑的最重要的方面，以 COS - STAR 条目作为参考框架。每个参与者可以提供他所希望的所有条目，将由两位经验丰富的 COS 研制者分别进行审查，剔除相同的建议，并将余下的按域归类。同时也会要求参与者进一步明确含糊或模棱两可的条目。COS - STAD 管理组及其他核心成员讨论后，达成共识的 16 个条目为初

始条目清单,涉及 3 个领域:范围(4 个条目)、参与方(4 个条目)和共识过程(8 个条目)。②两轮德尔菲问卷调查。共有 233 位参与者,包括 COS 研制者、期刊编辑、COS 使用者及患者代表 4 个主要利益相关群体。通过两轮的德尔菲调查,共有 8 个条目达成共识,直接进入 COS-STAD 清单。③共识会议。COS-STAD 管理组成员对利益相关者未达成共识的剩余 12 个条目进行独立思考,并投票决定这些条目是否应该列入最后的条目清单之中。投票结束后,2 个条目得到 COS-STAD 管理组成员的共识并被纳入条目清单,6 个条目被排除。剩余条目通过讨论来决定,1 个条目被纳入,3 个条目被排除。最终纳入 11 条最低标准构成 COS-STAD 清单。

二、COS-STAD 清单内容

COS-STAD 清单共有 11 个条目,主要包括 3 个领域:具体范围(4 个条目),利益相关者(3 个条目)和共识过程(4 个条目)。详见表 3-2。

表 3-2 核心指标集研制规范(COS-STAD)条目清单

领域	条目序号	方法	注释
具体范围	1	COS 应用的研究或实践场景	COS 研制者应该考虑应用场景的细节(如用于研究还是日常照护)都应该在 COS 中表述
	2	COS 涵盖的健康问题	COS 制订者应该考虑 COS 将涵盖的健康问题细节(如类风湿关节炎的治疗或者癌症的筛查)
	3	COS 涵盖的人群	COS 研制者应该考虑 COS 将涵盖的人群细节(如晚期疾病患者或者儿童患者)
	4	COS 涵盖的干预措施	COS 研制者应该考虑 COS 将涵盖的干预细节(如所有的干预措施,药物疗法,或者是外科治疗)
利益相关者	5	在研究中将使用 COS 的人员	COS 研制者应该纳入那些在研究中将要使用 COS 的人(如临床试验人员或企业)
	6	熟知患者疾病的医疗卫生专家	COS 研制者应该纳入那些能够提出重要评价指标的医疗卫生专家(如临床专家、执业医师及对疾病有特殊经验的研究人员)
	7	相关疾病患者或他们的代表	COS 研制者应该纳入有患病经历或受此疾病影响的人(如患者、家属和护理人员)
共识过程	8	一份考虑了医务人员和患者观点的初始指标清单	COS 研制者在产生一份用于共识过程的初始指标清单时,应该考虑医生和患者的观点(很可能从文献综述或访谈中获得)
	9	预先描述评分过程和共识定义	尽管在不同的研究中可能采用不同的共识方法,COS 研制者应该事先描述共识方法以避免可能存在的偏倚

（续表）

领域	条目序号	方法	注释
共识过程	10	预先描述纳入/剔除/添加指标的标准	COS研制者也应该事先阐明纳入、剔除或添加指标的标准以避免可能存在的偏倚
	11	关注结局指标清单的语言描述，避免歧义	COS研制者应该考虑在面对不同参与方描述指标时使用的语言。（如既用通俗的语言也用医学术语，且这些经参与方试用过）

三、COS‑STAD 清单解读

（一）具体范围

确定 COS 的应用范围，是为明确哪个具体卫生健康领域或实践场景能够应用该指标集。只有范围明确，才能在研制过程中具有针对性，避免使用混乱、界限不清，从而帮助 COS 的使用者快速判断与他们工作的相关性。因此，事先确立 COS 的具体范围至关重要。但其范围具体如何界定，是宽泛还是狭窄，目前尚无指导性规范[1,2]。应用范围与具体实践场景、健康问题、目标人群和干预措施有关，其中后三个属于临床研究"PICO"中的要素。

1. 条目1：实践场景

COS 主要用于有效性临床研究，主要集中于医疗资源使用方面，需要明确应用领域的定位[3]。COS 同样适用于其他常规临床实践，甚至包括日常照护。因此，对研制 COS 的具体细节要加以明确，需要详细说明是用于临床研究、日常照护还是其他方面。

2. 条目2：健康问题

尽可能地对疾病情况进行说明，如疾病的类别、亚组分型、分期、严重程度、部位等。以癌症为例，需说明此 COS 适用于所有癌症患者还是仅为肺癌患者，或是肺癌晚期患者，或是小细胞肺癌患者。另外，条目不仅涉及患病人群，还可能涉及健康人群，如一般人群的癌症筛查等。

3. 条目3：目标人群

描述适用于特定疾病的全部人群还是部分人群，要从疾病、年龄、性别等人群差异等细节方面进行明确，例如适合所有肺癌患者，或仅是肺癌转移患者，或是肺癌骨转移患者；患者是成人还是儿童等。此条目与条目2需要结合使用。

4. 条目4：干预措施

需要明确具体干预措施的类型。说明研制的 COS 是适用于所有类型的干预措施，还是局限于某种特定干预措施，如手术、化疗、食疗、中药汤剂、康复方案等。大部分已经发表的 COS 研究没有对此条目进行说明，有研究分析发现约 40% 的 COS 研究是针对某种特定干预措施而研制，仅小部分（7%）针对所有的干预措施[4]。

（二）利益相关者

利益相关者的代表性决定 COS 的代表性。在 COS 研制过程中，明确说明参与研制过程的具体相关群体至关重要，可以使后期的共识过程更加客观。主要的利益相关者包括卫生资源使用者、医学专业人员、临床试验员、监管部门人员、企业代表、政策制定者、科研人员、患者和普通民众等。利益相关者，不仅要说明如何选择、确定哪几类群组的相关方法、人群数量及层次组成，还要考虑具体执行的可行性，防止因群体利益冲突，导致遴选的 COS 失去实用性。这部分主要与 COS 的具体范围相关。例如乳房切除术后重建，在选择利益相关者时，很可能把患者作为关键利益群体[5]。三类利益相关者必须参加 COS 研究，即以临床研究者为代表的 COS 使用者、医疗卫生专家和患者及其代表。

1. 条目 5：COS 使用者

主要指在研究或具体工作中可能会用到 COS 的使用者，如临床医生或医药企业研发人员。COS 可以帮助他们在研究设计之初，快速地选择重要的临床指标，避免因指标过多无法抉择导致时间和精力的浪费。

2. 条目 6：医疗卫生专家

医疗卫生专家熟知疾病情况并直接接触、管理患者，能够提出来源于实践经验的重要结局指标。因此，医疗卫生专家是不可缺少的利益相关者。但具体选择的专家数量和级别没有明确规定，需根据具体情况而定。由于专家的级别和领域专长会影响共识会议水平，需要在可行性和代表性方面进行整体考虑。

3. 条目 7：患者或其代表

COS 中纳入的指标应该与患者及其护理人员最具相关性。因此，COS 研究应该考虑来自患者方面的观点和建议。最好的方法就是把患者作为利益相关者，纳入 COS 的研制过程中。目前临床研究越来越重视来自患者方面的价值诉求。

（三）共识过程

COS 的研制不但需要遵循科学的方法，还需要全过程透明、可追踪，以帮助使用者评估其研制过程的科学性、合理性。从初始指标清单遴选、指标的评分和筛选、最终共识达成，乃至贯穿其中的描述语言，整个过程都应尽可能在严格、无主观偏倚的条件下进行，以保证 COS 的质量。重点不是考虑具体共识方法孰优孰劣，而是对获取共识过程的方法学质量提出最基本的标准。尤其需要注意的是，在共识过程之初就应对实施方案进行设计、定义和公开，以防止因违背 COS 研制方案而导致偏倚。

1. 条目 8：初始指标清单遴选

COS 不是新发明的评价指标，而是来源于现已存在且应用的指标。研制者对指标池中的结局指标进行整理归纳后，会产生一份初始遴选清单，也称为指标池。指标池的收集必须综合考虑临床研究者、医疗卫生专家及患者的观点，才能反映所有利益相关群体的意愿。

执行策略是采用多种途径全面获取指标,如通过文献数据库检索已发表研究中的所有结局指标,或通过临床试验注册方案获取前瞻性、最新研究的结局指标,或通过医生问卷、患者访谈来获取医生、患者所关注的结局指标等。

2. 条目 9:事先确立评分机制和共识定义

COS 研制过程中,利益相关者如何对指标评分、如何达成共识,必须在正式实施前确定。例如,德尔菲调查中参与者根据每个指标的重要性,从 1(不重要)～9 分(关键)进行打分,若每个利益相关者小组至少 70% 的参与者评分在 7～9 分之间,则被认为达成共识。不管具体共识标准如何,必须提前在注册方案或其他渠道公开,这能够有效避免在产生研究结果后改变纳入标准而导致的偏倚。

3. 条目 10:事先确立纳入/剔除/添加指标原则

此条目与上条类似,都是为了避免因研究方案变化导致的偏差。因此,对指标的每一步处理,如纳入、剔除、添加等均需提前确定。

4. 条目 11:指标清单的语言描述

共识过程中,各利益相关者在评分及投票前需要理解每条指标的含义及操作流程。不同的利益相关者可能会因专业领域、文化程度、经验等不同而对指标的理解不同。为确保共识过程中每位利益相关者都能正确理解 COS,需要优化指标的描述语言,力求通俗易懂。在 COS 研制过程中,无论是指标的描述还是研究方案的方法、标准,都要进行可读性检验,避免使用大量难以理解的医学术语。

参 考 文 献

[1] Kirkham JJ,Davis K,Altman DG,et al. Core Outcome Set-Standards for Development:The COS-STAD recommendations [J]. Plos Medicine,2017,14(11):e1002447.

[2] Williamson PR,Altman DG,Bagley H,et al. The COMET handbook:version 1.0[J]. Trials,2017,18(S3):280.

[3] Chiarotto A,Deyo RA,Terwee CB,et al. Core outcome domains for clinical trials in non-specific low back pain [J]. Eur Spine J,2015,24(6):1127-1142.

[4] Kirkham JJ,Gorst S,Altman DG,et al. COS-STAR:a reporting guideline for studies developing core outcome sets (protocol) [J]. Trials,2015,16(1):373.

[5] Potter S,Holcombe C,Ward JA,et al. Development of a core outcome set for research and audit studies in reconstructive breast surgery [J]. The British journal of surgery,2015,102(11):1360-1371.

第三节

核心指标集报告规范(COS - STAR)

核心指标集研究报告规范(COS - STAR),由 COMET 工作组于 2016 年 10 月正式发布,该规范包括 6 个领域共 18 个条目的内容,旨在提高 COS 研究的报告质量与透明性,适用于指导有效性试验、系统评价或日常护理等 COS 研究的制定[1]。

一、COS - STAR 研制过程

COS - STAR 的研发采用"提高卫生研究质量和透明度"(Enhancing the QUAlity and Transparency Of health Research,EQUATOR)协作网提供的方法[2]。COS - STAR 的研发过程[3],包括形成初始条目清单、两轮德尔菲(Delphi)问卷调查、共识会议共 3 个阶段。

1. 初始条目清单生成阶段

通过对采用德尔菲法的 COS 研究进行系统评价、COS 研究者的个人经验及 COS - STAR 管理组的报告等途径,形成包括 48 个报告条目的初始条目清单。

2. 两轮德尔菲问卷调查

德尔菲问卷调查涉及 4 个主要利益相关者群体,涉及 COS 制定、报告和应用等方面。183 名利益相关者,包括 25 名 COS 研究者、107 名 COS 使用者(临床研究者、系统评价人员)、40 名医学期刊编辑及 11 名患者代表,通过 COMET 工作组开发的 Delphi Manager 软件,参加两轮德尔菲调查:第 1 轮调查,参与者根据条目重要性对初始条目进行打分(1~9分,1 分不重要,9 分最重要),同时可增加其认为有意义的新条目,新增条目将纳入第 2 轮调查;第 2 轮调查中,向完成第 1 轮调查的参与者提供每个条目的回复数量及分数分布情况,再次打分。对于每个相关方,当 70% 以上的投票者评分在 7~9 分之间时,视为达成共识。第 1 轮 Delphi 调查新增 9 个条目,经过第 2 轮调查,最终确定 57 个条目进入共识会议。

3. 共识会议

17 名国际代表参加了共识会议,包括 6 名 COS 研究者、4 名医学期刊编辑、5 名 COS 使用者及 2 名患者代表。参会者对 57 个可能纳入 COS - STAR 清单的报告条目进行讨论并投票表决,当超过 70% 的投票者打分在 7~9 分,则保留该条目。经过多次的反馈、修改及完善,确定最终的条目清单。两位指南制定专家(Douglas G. Altman 与 David Moher)审查最终条目清单的合理性,两名 COS 制定者执行条目清单的检测,最终形成了包含 18 个条目清单的 COS - STAR 报告规范。

二、COS - STAR 清单内容

COS - STAR 清单包含 18 个条目,分别是:题目/摘要(条目 1a~1b),引言(条目 2a~3c),方法(条目 4~10),结果(条目 11~14),讨论(条目 15~16),其他信息(条目 17~18)(表 3 - 3)。COMET 工作组同时制定了更详细的解释性文件(Explanation and Elaboration)。

表 3-3　核心指标集报告规范清单(COS-STAR)

领域/主题	编号	条目
题目/摘要		
题目	1a	从题目能够识别研究报告内容是 COS 的研制
摘要	1b	提供结构式摘要
引言		
背景	2a	介绍研究背景并解释制定 COS 的合理性
目的	2b	介绍制定 COS 的确切目的
范围	3a	描述 COS 涉及的健康问题和人群
	3b	描述 COS 涉及的干预措施
	3c	描述 COS 适用条件
方法		
方案/注册登记	4	提供获取 COS 研究方案和(或)研究注册信息(如果有这些信息)
参与者	5	描述各利益相关组参与 COS 制定过程的合理性,各组参与者的合格标准,并描述相关参与者是如何产生的
信息源	6a	描述用于产生初始指标清单的信息源
	6b	描述指标被排除或合并的方法及原因(如果涉及)
共识过程	7	描述共识过程如何执行
指标评分	8	描述指标如何评分以及如何总结评分
共识定义	9a	描述共识定义
	9b	描述共识过程中如何确定纳入或排除指标的程序
伦理和知情同意	10	提供关于研究伦理和知情同意情况的说明
结果		
方案偏离	11	描述对照方案所作的任何改变(如果有)并说明原因,并描述这些更改对结果的影响
参与者	12	提供 COS 制定所有阶段涉及人员的数量和特征等数据
指标	13a	列出所有在共识会议开始时考虑的指标
	13b	描述共识过程中引入的任何新指标和被排除掉的指标,并说明原因
核心指标集	14	列出最终 COS 包括的指标名称
讨论		
局限性	15	讨论 COS 形成过程中存在的不足
结论	16	结合其他证据,提供对最终 COS 的解释,以及对今后研究的影响
其他信息		
资助	17	描述资助的来源/资助者的作用
利益冲突	18	描述研究团队内的任何利益冲突,以及如何控制这些冲突

三、COS-STAR 清单解读

1. 条目 1　题目/摘要

"从题目能够识别研究报告内容是 COS 的研制",目的是便于该 COS 研究被检索、获取和利用,建议研究者在标题中使用"COS"或"核心指标集"等专属性强的关键词(1a)。"提供结构式摘要",结构清晰、撰写得当的摘要能够帮助读者快速地获取所需要的信息、评估研究价值。与其他研究一样,COS 研究摘要应报告其研究目的、方法、结果、结论等内容(1b)。

2. 条目 2 背景和目的

"介绍研究背景并解释制定 COS 的合理性",即介绍 COS 研究的整体概况,包括研究的科学价值、制定的理由及合理性。特别需要描述相关研究的进展及需要解决的重要问题,同时论述研究的必要性和合理性(2a)。"介绍制定 COS 的确切目的",即 COS 研究要明确针对临床问题和应用预期(2b)。

3. 条目 3 范围

COS 是健康或卫生保健某个领域中所有临床研究都必须测量和报告的最小的、公认的、标准化的指标集合。因此,COS 研究应具有针对性,适用于某一特定领域。该条目要求 COS 研究应具体描述健康问题和人群、干预措施、适用条件 3 个方面内容,便于使用者明确 COS 的适用范围,以免超范围不当应用。

4. 条目 4 方案/注册登记

某个病种的 COS 研究可能在同一阶段由不同的研究团队开展,若不能进行研究信息公开,就会产生重复工作,导致研究浪费。因此,为避免同类或相似的 COS 研究重复开展,就需要对研究方案进行注册。此外,研究方案的公开,也保证了研究过程的透明化,有助于限制研究开始后改变研究方案而不报告或者选择性报告等行为。目前,COMET 和 ChiCOS 网站是 COS 研究方案专业化的注册平台,可查阅已经完成、正在进行或即将开展的相关 COS 研究。

5. 条目 5 参与者

COS 是通过对各利益相关群体的代表进行问卷调查,最后经过共识会议形成。各利益相关群体代表的人数及专业构成对最终形成的 COS 的科学性和实用性至关重要。因此,对参与者的信息要尽可能地描述,应包括选择哪几个利益相关群体、每个群体的参与者数量、对每个参与者的专业或资历等有什么要求、通过哪种方式选择确定等。利益相关群体参与者一般有临床医生、临床研究人员、循证医学专家、患者、照护者、杂志编辑等。

6. 条目 6 信息源

开展 COS 研究首先需要形成一个初始指标清单,并清楚报告指标清单的来源及形成过程(6a),主要包括文献检索的数据库、文献类型及其他信息来源。相同指标常有不同的表述方法,也有不规范的表述,如西雅图心绞痛量表,存在 SAQ 量表、西雅图量表、西雅图心绞痛调查量表、西雅图心绞痛量表(SAQ)、除外躯体受限维度积分的西雅图心绞痛量表、生存质量西雅图心绞痛量表等多种表达,这不利于问卷和共识的形成。因此,需要采用一定的方法和流程对获取的原始指标信息进行清理、归类和规范。根据参与者的建议,在指标的排序、淘汰过程中,将初始指标进行排除或合并,并且进行说明(6b)。

7. 条目 7　共识过程

描述取得共识所采用的方法及整个实施过程,包括 Delphi、共识会议具体实施的过程,通过邮件、某种软件还是其他形式收集问卷,问卷产生的结果如何,根据结果如何进一步缩小范围,确定核心候选条目等。

8. 条目 8　指标评分

说明每个候选条目如何被评分,如果每一个条目分值设定为 1～9 分,其中 1～3 分为不重要的条目,4～6 分为重要但不关键的条目,7～9 分为关键的条目。如果参与者不能确定一个条目是否重要,打分时可以填"不确定"。此外,评分完成后需要报告评分总结情况。因为涉及不同的利益相关群体各自的评分,因此每个数据前后处理过程应完整报告。

另外,为了确保 COS 形成过程的透明性,对每一个条目的增加、删除,以及同一个条目在不同轮次中打分不同等改变也需要详细说明。如在下一次打分环节中参与者将分值从上一次的"不关键"(小于 7 分)改为"关键"(7 分及以上),或者从"关键"改为"不关键",均应提供更改理由。

9. 条目 9　共识定义

在 COS 形成前,需要预先对达成的共识标准进行定义,例如某个条目取得了至少 70% 的"关键"评分(7～9 分)支持,则优先取得共识,如果有些条目在共识会议中有增减,应明确共识专家支持的比例。

10. 条目 10　伦理和知情同意

说明研究是否涉及伦理问题,如果涉及,是否获得相关伦理委员会的批准及各利益相关群体参与者的知情同意。一般参与者回复调查问卷,如德尔菲调查或同意参加共识会议,则被默认是已知情同意。

11. 条目 11　方案偏离

主要用于衡量是否出现了报告偏倚。受具体客观条件的影响,研究可能会偏离最初的研究方案,如果有偏离,研究者应该报告所作的改变。包括参与者的数量,德尔菲问卷打分,共识办法、流程、打分以及指标增减等内容。有任何改变都应该说明原因,并分析可能造成的潜在影响。

12. 条目 12　参与者

要求报告所有参与研究人员的数量、地域分布、专业背景特点等内容。由于参与者来自不同的利益相关群体,因此他们的代表性直接影响评分过程的可靠性。

13. 条目 13　指标

要求报告研究过程中指标的所有信息,包括最初形成的候选指标(13a)。报告可依据评分高低,按层次排序或采用相关图形展示。共识过程中增加或排除的指标也需要报告,并说明原因(13b)。

14. 条目 14 核心指标集

核心指标是研究的最终成果。研究者应该清楚地报告每一个入选 COS 的指标,对指标的来源、测量方法等也可补充信息,供使用者参考。需要注意的是,最小集合即为同类临床研究应该报告的最低标准,研究者可以给出在不同情况下的其他推荐指标;在报告这些核心指标的前提下,使用者也可以根据研究目的增加他们认为有必要的评价指标。

15. 条目 15 局限性

根据研究过程中可能影响结果可靠性的相关内容进行说明,相关改进和完善计划也可简要说明。

16. 条目 16 结论

结合其他系统评价、临床治疗、卫生决策等,说明 COS 的适用性,包括对今后研究的影响。

17. 条目 17 资助

报告研究的资助来源及功能,这有利于澄清是否存在利益冲突。

18. 条目 18 利益冲突

将可能涉及的利益冲突如资金、版权、成果等进行说明。

参 考 文 献

[1] Kirkham JJ, Gorst S, Altman DG, et al. Core Outcome Set-STAndards for reporting: the COS -
STAR statement [J]. Plos Medicine, 2016,13(10): e1002148.
[2] Moher D, Schulz KF, Simera I, et al. Guidance for developers of health research reporting guidelines
[J]. Plos Medicine, 2010,7(2): e1000217.
[3] Kirkham JJ, Gorst S, Altman DG, et al. COS - STAR: a reporting guideline for studies developing
core outcome sets (protocol) [J]. Trials, 2015,16(1): 373.

| 第四节 |

核心指标集测量工具选择规范(COS - SOMI)

形成核心指标集只是明确了关键性指标,解决了"测什么"的问题;临床研究实践中还需要进一步解决"怎么测"的问题,即为 COS 中的每个指标选择合适的测量工具和测量方法。因为同一个指标可能有多种不同的测量方法(比如气短症状,有医生问卷、患者报告量表、肺功能检查等方法),不同测量方法的测量学属性不同(包括可靠性、真实性、应答性和解释性)[1],同一种测量方法也会存在测量时点的选择问题。如果没有测量工具选择的规范,也会导致指标测量结果的差异性。

为了保障测量工具选择的规范性,COSMIN(COnsensus-based Standards for the

selection of health Measurement INstruments）和 COMET（Core Outcome Measures in Effectiveness Trials）两个工作组于 2016 年联合发布了核心指标集测量工具选择指南（Guideline for selecting outcome measurement instruments for outcomes included in a Core Outcome Set，COS-SOMI）[1]，其简版正式发表于 *Trials* 期刊[2]。COS‐SOMI 为指标测量工具的选择提供了方法学指导，有助于提高临床研究评价指标测量的科学性、合理性和规范性。

一、COS‐SOMI 研制过程

指南的研制过程分 3 个阶段[2]：

1. 形成问卷条目

通过文献检索全面收集有关测量工具选择的研究，检索数据库包括 Medline、Embase、PsycINFO 和 Cinahl。提取测量工具选择相关的条目，并纳入到之后的德尔菲调查问卷中。每个条目的反馈选项包括：非常重要、重要、不重要和不熟悉，同时外加一个备注以便填写具体建议。

2. 德尔菲问卷调查

邀请 481 名来自 14 个不同国家和地区的各利益相关群体代表参加问卷调查，其中 120 名同意参加此次调查，95 名完成了第 1 轮德尔菲问卷调查，65 名完成了第 2 轮德尔菲问卷调查，76 名完成了第 3 轮德尔菲问卷调查。达成共识的标准是：70％参与者认为重要（非常重要、重要）且没有反对意见，同时认为不重要的参与者小于 15％。达成共识的重要条目纳入指南，而大于 50％的参与者认为不重要的条目被排除，其他没有共识的条目进入下一轮问卷调查。

3. 共识结果

通过 3 轮德尔菲调查取得了共识，形成 COS 指标测量工具选择的 4 个步骤，每个步骤包括相应的具体内容。

二、COS‐SOMI 指南内容

COS‐SOMI 指南包含 4 个基本步骤：①概念性考虑。②查找现有的指标测量工具。③评估测量工具的质量。④COS 指标测量工具选择的一般性建议[2]。具体包括 10 个条目，详细见表 3‐4。

表 3 - 4　COS 中指标测量工具选择的 4 个主要步骤

步骤	条目
步骤 1：概念性考虑	（1）测量的内容构成（如指标或范围） （2）目标人群（如年龄、性别、疾病特征）
步骤 2：查找现有的指标测量工具	（1）COS 研制者使用现有、高质量、最新的指标测量工具的系统综述 （2a）Medline（如通过 PubMed 或 OVID 平台）是查找所有现有测量工具的最基本的数据库。建议附加检索 Embase 数据库 （2b）检查纳入研究的参考文献，以便找到其他可能相关的测量工具 （3）其他途径可作为查找相关测量工具的补充来源
步骤 3：评估测量工具的质量	（1）提供测量学属性的证据 （2）选择 COS 指标的测量工具时需要考虑其可行性
步骤 4：测量工具选择的建议	（1）为每个 COS 指标仅选择一个测量工具 （2）COS 指标的测量工具的最低要求是：具有高质量的证据证明其具有良好的内容效度和内部一致性（如果适合），以及是否具有可行性 （3）COS 中每个指标测量工具的选择需要经过包括患者在内的所有利益相关群体参加的共识过程

三、COS - SOMI 指南解读

（一）步骤 1：概念性考虑

1. 测量的内容构成

选择 COS 指标的测量工具的第 1 步，是在检索之前明确测量的内容构成（指标或范围）和目标人群（如年龄、性别、疾病特征）。基于 COS 使用背景（即 COS 将应用于特定健康或医疗领域）的结构和目标人群的详细定义是选择适当测量工具的先决条件。例如，"疼痛"是一个核心指标，为选择合适的工具来测量"疼痛"，需要对"疼痛"的构成进行更详细的描述，如关注的重点是疼痛强度、疼痛对活动的影响等。

2. 目标人群

关于目标人群，推荐根据年龄、性别、疾病特征考虑相关的亚组，因为亚组可能需要单独的评价工具，例如成人或儿童、急性或慢性疾病等。此外，建议根据不同应用场景考虑是否需要不同的测量工具，如住院或门诊场景、不同管理模式等。

一般来说，在开始搜索测量工具之前不建议选择特定类型的测量工具，如卫生专业人员的评估、生物标志物、临床评分量表、影像学检查、实验室检查、患者问卷和行为测试，但

也有一些例外。在这个阶段,建议保持检索范围尽可能广泛和包容,以保证获得所有可用的测量工具以供进一步评估。

(二) 步骤 2：查找现有的指标测量工具

为了获得现有的全部指标测量工具,需要用到 3 个方面的信息资源:系统综述、文献检索和其他途径。

1. 系统综述

建议 COS 研制者使用现有、高质量、最新的测量工具的系统综述去选择指标测量工具。查找相关的系统综述,可参考 COSMIN 指标测量工具的系统综述数据库(http：//database. cosmin. nl/)。高质量的系统综述的特征包括全面、系统的文献检索并且及时更新,以及对相关测量工具的质量进行评价。COS 研制者应该验证这些信息来源是否可用,或是否需要执行更新任务。例如,若文献检索是最新的,但未对纳入研究的质量进行评估,则建议 COS 研制者开展质量评估工作。若现有的系统综述没有及时更新,COS 研制者可更新文献搜索,并评估研究的方法学质量和指标测量工具的质量(见步骤 3)。是否更新检索取决于一个研究领域在过去一年中的活跃程度,以及最近是否研制了新的测量工具。若没有系统综述存在,COS 研制者可进行系统的文献检索,并开展"指标测量工具的质量评估"(见步骤 3)。

2. 文献检索

要找到现有的指标测量工具,全面的文献检索是一个重要的前提。检索词模块由 4 个关键要素组成:①内容构成。②目标人群。③测量工具的类型。④评估关注的测量学属性(例如,可靠性、有效性、响应性)。在检索所有相关测量工具文献时,不应使用涵盖"测量工具类型"的检索词,因为许多研究没有相应的索引会导致高漏检风险。此外,使用太宽泛的检索词(如测量、方法、问卷、测试、工具等)也会导致漏检风险。检索词不限定"测量工具类型",可更大程度保证检索的包容性。有一个例外情况是患者报告结局指标(PROM),牛津大学患者报告结局指标工作组研制的用于 PubMed 的 PROM 检索过滤器可以使用[3]。此外,经过验证的高敏感度的"测量学属性"检索过滤器可以用于测量学属性相关研究的检索[4]。

COS 研制者检索现有的指标测量工具,Medline(可通过 PubMed 或 OVID 平台)是必须检索的最基本数据库。强烈推荐检索 Embase 数据库,可以弥补 Medline 没有收录的研究。根据指标构成和目标人群,其他专业性数据库也建议检索,包括 Cochrane Library、Cinahl、PsycINFO。建议浏览纳入研究的参考文献以发现其他潜在的相关研究。

3. 其他补充途径

为了查找现有的指标测量工具,可以参考的其他信息来源包括测量工具数据库、书籍、会议记录、该领域出版物的联系人或作者、互联网、临床试验注册平台、引文、消费者网站、患者组织和特殊利益群体等。相关在线数据库见表 3 - 5。然而,对这些附加来源无法以系统化的、可重复的方式进行检索，且找到文献检索中尚未发现的测量指标的可行性较小。因此，将此类检索作为可选择性的附加途径。

表3-5　测量工具相关数据库

数据库	网址
COSMIN 指标测量工具系统评价数据库	http：//database. cosmin. nl
健康和社会心理工具数据库	http：//www. ebscohost. com/academic/healthandpsychosocial-instruments-hapi
IN-CAM 数据库	http：//www. incamresearch. ca/content/welcomecamhealth-outcomes-database
社会科学测量工具数据库	http：//www. midss. ie
PROQOLID 数据库	http：//www. proqolid. org
指标注册登记平台	http：//www. researchrom. com

（三）步骤 3：评估测量工具的质量

测量工具的质量评估包括 2 个不同的方面：①采用 COSMIN 清单评估纳入研究的方法学质量[5]。②采用"良好测量学属性标准"来评估测量工具的质量（测量学属性和可行性）[6]。COSMIN 清单涵盖 9 个测量学属性，采用 4 级评分法"很好，良好，模糊，不良"，对每种性能进行评估，最终产生一个整体的测量学属性质量评分[7]。COSMIN 清单及详细应用方法可从 COSMIN 网站获取[8]。

1. 提供测量学属性的证据

按照国际上达成共识的 COSMIN 分类法[9]，9 个测量学属性被认为都与 COS 指标的测量工具选择过程相关（表 3-6）。指标测量学属性的评价标准也达成了共识（表3-4）[10,11]。这 9 个测量学属性，并不是都适用于所有的测量工具。例如，内部一致性和结构效度与实验室检查或基于行为的测试无关，因为这些测量属性仅与基于反射模型（即所有条目都是相同基础结构的表现的模型）的测量工具相关。

表3-6　测量属性的定义

测量属性	定义
内容效度（包含表面效度）	测量工具内容能充分反映指标或指标域的程度
可靠性	测量不受测量误差影响的程度
反应性	随时间变化，测量工具对于待测指标或指标域的检测能力

（续表）

测量属性	定义
内部一致性	条目之间的相关性程度
结构效度	测量工具评分能够充分反映待测指标维度的程度
测量误差	评分的系统误差和随机误差不归因于待测量结构的真实变化
假设检验	测量工具评分与假说的一致性程度应基于测量工具可有效测量指标的假设
标准效度	测量工具评分能够充分反映"金标准"的程度
跨文化效度	经翻译或本土化的测量工具条目的性能可反映原始版本测量工具条目性能的程度

在评估测量工具的测量学属性时,可事先对各个性能的重要性进行排序：①内容效度。②内部结构(如结构效度和内部一致性)。③其他测量学属性(可靠性、测量误差、假设检验、跨文化效度、标准效度和反应性)。内容效度是测量指标最重要的测量学属性,因为如果不清楚测量指标实际测量的是什么,那么对其他测量学属性的评估就没有价值。如果测量工具的内容效度差或未知,下一步选择过程中不必考虑这个工具。随后,应评估内部结构(内部一致性和结构效度)。如果有证据表明指标测量工具的内部结构较差,也不必进一步考虑这个测量工具,即不会进一步评估其他测量学属性。

为了得出关于指标测量工具整体质量的结论,应该基于可用的证据构建全面的评价。这可以通过对证据综合来实现,其中证据质量应根据每个测量学属性的一系列证据进行分级,同时考虑研究的数量、方法质量和结果的一致性。（表3-7）

表3-7　证据质量分级标准

质量等级	证据标准
高	多项结果一致的高质量的研究;或一项总样本量≥100例的极高质量的研究
中	结果不一致的多项高质量研究,或多项结果一致的中等质量研究,或者一项总样本量≥50例的高质量研究
低	结果不一致的多项中等质量研究;或一项总样本量≥30例的中等质量研究
极低	仅有低质量的研究或总样本量<30例
不清楚	无研究

2. 选择测量工具时需要考虑其可行性

可行性是选择COS指标测量工具的重要方面。COS研制者应该问自己一个问题："考虑到时间、金钱和可解释性的限制,在预期的环境中是否可以很容易地实施测量?"[12]可行性可能是影响研究人员采用测量工具的决定性因素。COS研制者需要考虑的可行性相关内容可以概括为17个方面：患者的可理解性;可解释性;可操作性;测量时长;总体时间;患者的心理能力水平；是否易于标准化；临床医生的可理解性；测量工具的类型；测量工具的费用；需要用的设备；操作类型；不同场合中的适用性；版权；患者的体能水平；监管机构的审评要求；是否易于评分计算。

（四）步骤 4：测量工具选择的建议

此步骤主要是为形成最终结果提供相应的决策原则。

1. 为 COS 中的每个指标仅选择一个测量工具

考虑测量学属性和可行性方面的所有证据，以及测量工具应用的具体场景，原则上建议为核心指标集中的每个指标仅选择一个测量工具，这有利于提高未来临床研究之间的可比性。如果是由多个方面构成的复合的指标（如疼痛），需要采用不同的测量工具（如疼痛强度，疼痛干扰），建议将这些不同方面视为不同的指标。此外，建议 COS 研制者考虑不同人群（亚组）是否需要采用专属的测量工具来测量相同的指标。例如，可以选择不同的测量工具来测量儿童和成人的疼痛。

2. 采纳测量工具的最低要求

理想情况下，COS 指标的每个测量工具应具有所有测量学属性的高质量证据。然而，在实践中，对于某些测量学属性，通常没有或有（非常）低的证据。如果某个测量工具具备内容效度良好和内部一致性良好（如何涉及）的高质量或以上的证据，同时没有高质量的证据表明一个或多个其他测量学属性较差，并且具有可行性，那么这个测量工具可以暂时采纳。如果不涉及内部一致性，则应提供重测或评分者间可靠性的证据。如果测量工具缺乏一个或多个测量学属性的证据，建议提出将来开展验证研究的计划。当没有良好内容效度的测量工具可用时，建议开发一个新的测量工具，并对测量工具进行质量评估。（表 3-8）

表 3-8　良好测量学属性标准（更新版）

测量属性	等级	标　　准
结构效度	＋	CTT； CFA：CFI 或 TLI 或类似的指标＞0.95 或 RMSEA＜0.06 或 SRMR＜0.08[a]； IRT/Rasch； 未违背单维性[b]：CFI 或 TLI 或类似的指标＞0.95 或 RMSEA＜0.06 或 SRMR＜0.08[a]； 并且 未违背局部独立性：控制主要因素后各条目之间的残差相关性＜0.20 或 Q3's＜0.37； 并且 未违背单调性：有足够的图表或条目适宜性＞0.30； 并且 足够的模型拟合； IRT：χ^2＞0.001；

（续表）

测量属性	等级	标　准
结构效度	＋	Rasch：加权和未加权均方≥0.5 和≤1.5 或 Z 标准化值＞−2 和＜2
	？	CTT：并非报告了所有有关"＋"的信息； IRT/Rasch：未报告模型拟合
	−	不符合"＋"的标准
内部一致性	＋	至少有低级证据[c] 证明足够的结构效度[d] 和每个单维度量表或子量表的 Cronbach's α 值≥0.70[e]
	？	"至少有低级证据证明足够的结构效度"的标准不符合
	−	至少有低级证据[c] 证明足够的结构效度[d] 和每个单维度量表或子量表的 Cronbach's α 值＜0.70[e]
信度	＋	ICC 或加权 Kappa 值≥0.70
	？	ICC 或加权 Kappa 值未报到
	−	ICC 或加权 Kappa 值＜0.70
测量误差	＋	SDC 或 LoA＜MIC[d]
	？	MIC 不明确
	−	SDC 或 LoA＞MIC[d]
结构效度的 假设检验	＋	结果与假设相符[f]
	？	审查小组未定义假设
	−	结果与假设不相符[f]
跨文化效度/ 测量等同性	＋	在多组因素分析中,分组因素(如年龄、性别、语言)之间没有发现重要差异,在分组因素方面也没有的重要的 DIF(McFadden's R^2＜0.02。)
	？	未进行多组因素分析或 DIF 分析
	−	发现了分组因素或 DIF 的重要差异
效标效度	＋	金标准的相关系数≥0.70 或 AUC≥0.70
	？	并非报告了所有有关"＋"的信息
	−	金标准的相关系数＜0.70 或 AUC＜0.70
反应度	＋	结果符合假设[f] 或 AUC≥0.70
	？	审查小组未定义假设
	−	结果与假设相符[f] 或 AUC＜0.70

注：AUC：曲线下的面积；CFA：验证性因子分析；CFI：比较拟合指数；CTT：经典测试理论；DIF：项目功能差异；ICC：组内相关系数；IRT：项目反应理论；LoA：一致性界限；MIC：最小重要变化；RMSEA：近似误差均方根；SDC：最小可测变化值；SRMR：标准化残差均方根；TLI：Tucker-Lewis 指数。

"＋"＝足够；"−"＝不足；"？"＝不确定。

a：不同研究工具的因子结构应相同,以便评估其结构效度的相应指标分数。

b：单维性是指每个子量表的因子分析,而结构效度是指(多维)患者报告的结果测量的因子分析。

c：根据 GRADE 的方法,对证据进行等级划分。

d：这些证据可能来自不同的研究。

e：删除了 Cronbach's α 值＜0.95 的标准,因为这与 PROM 的开发阶段有关,而与评估现有 PROM 量表无关。

f：所有研究的结果应综合考虑,然后决定 75％的结果是否符合假设。

3. 达成共识

COS 中每个指标测量工具的选择需要经过包括患者在内的所有利益相关群体参加的

共识过程。建议 COS 研制者采用共识过程(如共识会议)以对 COS 指标测量工具在不同利益群体中达成最终共识,包括患者群体。可以采用小组讨论、全体讨论和面对面会议投票等形式,最终达成对核心指标测量工具的共识。

四、COS - SOMI 指南流程图

为 COS 选择测量工具的方法与为临床研究选择指标测量工具的方法具有相似性,但为 COS 指标选择测量工具应该采用更高的标准。在 COS 研究中通过使用 COS - SOMI 指南,有助于提高指标测量工具选择的规范性和公认度。总结以上 4 个步骤,形成技术流程图,供研究者参考(图 3 - 1)。

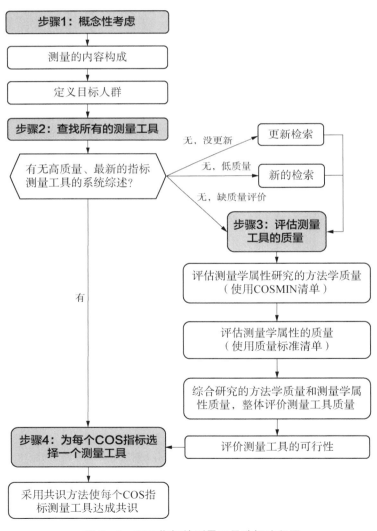

图 3 - 1　COS 指标的测量工具选择流程图

参 考 文 献

［ 1 ］ COSMIN. Guideline for Selecting Instruments for a Core Outcome Set. https：//www. cosmin. nl/ tools/guideline-selecting-proms-cos/.

［ 2 ］ Prinsen CAC，Vohra S，Rose MR，et al. How to select outcome measurement instruments for outcomes included in a "Core Outcome Set" - a practical guideline ［J］. Trials，2016,17(1)：449.

［ 3 ］ COSMIN. Search Filters. https：//www. cosmin. nl/tools/pubmed-search-filters/.

［ 4 ］ Terwee CB，Jansma EP，Riphagen Ⅱ，et al. Development of a methodological PubMed search filter for finding studies on measurement properties of measurement instruments ［J］. Qual Life Res，2009, 18：1115 - 1123.

［ 5 ］ Mokkink LB，Terwee CB，Patrick DL，et al. The COSMIN checklist for assessing the methodological quality of studies on measurement properties of health status measurement instruments：an international Delphi study ［J］. Qual Life Res，2010,19：539 - 549.

［ 6 ］ Terwee CB，Bot SD，de Boer MR，et al. Quality criteria were proposed for measurement properties of health status questionnaires ［J］. J Clin Epidemiol，2007,60：34 - 42.

［ 7 ］ Terwee CB，Mokkink LB，Knol DL，et al. Rating the methodological quality in systematic reviews of studies on measurement properties：a scoring system for the COSMIN checklist ［J］. Qual Life Res， 2012,21：651 - 657.

［ 8 ］ COSMIN. Checklists for Assessing Study Qualities. https：//www. cosmin. nl/tools/checklists-assessing-methodological-study-qualities/.

［ 9 ］ Mokkink LB，Terwee CB，Patrick DL，et al. The COSMIN study reached international consensus on taxonomy，terminology，and definitions of measurement properties for health-related patient-reported outcomes ［J］. J Clin Epidemiol，2010,63：737 - 745.

［10］ Mokkink LB，Prinsen CAC，Bouter LM，et al. The COnsensus-based Standards for the selection of health Measurement INstruments (COSMIN) and how to select an outcome measurement instrument ［J］. Braz J Phys Ther，2016,20(2)：105 - 113.

［11］ COSMIN. Guideline for Systematic Reviews of Outcome Measurement Instruments. https：//www. cosmin. nl/wp-content/uploads/The-final-version-of-the-table-1-1. pdf.

［12］ Boers M，Kirwan JR，Wells GA，et al. Developing core outcome measurement sets for clinical trials： OMERACT filter 2. 0 ［J］. J Clin Epidemiol，2014, 67：745 - 753.

第四章

核心指标集研制流程与技术要点

为了保障核心指标集(COS)研制的科学性和规范性,COMET 等学术组织发布了相关的技术规范。为促进对相关技术文件的理解,更好指导 COS 相关研究开展和结果报告,本章梳理核心指标集研究技术路线,并结合实践经验对相关技术要点进行解读,为相关研究的开展提供参考(图 4-1)。

第一节

核心指标集研究的选题

明确选题是开展 COS 相关研究的第一步,关键是要坚持问题导向,从需求出发。首先需要明确是否存在相关的核心指标集研究,避免重复性工作。通过文献检索可以查找是否有相关研究发表。鉴于 COS 研究是目前新兴研究领域,大量研究正在开展中,需要对正在开展或拟开展研究情况进行检索。COMET 数据库(www. comet-initiative. org)和 ChiCOS 数据库(chicos. org. cn)是专业化的 COS 研究方案注册平台,可检索已经完成、正在进行和即将开展的 COS 相关研究及其信息。

一、评估 COS 研究开展的价值

在没有相关研究的前提下,需要结合实际需要和推广应用价值,评估是否需要开展一项 COS 研究。可从以下 2 个方面进行评估。

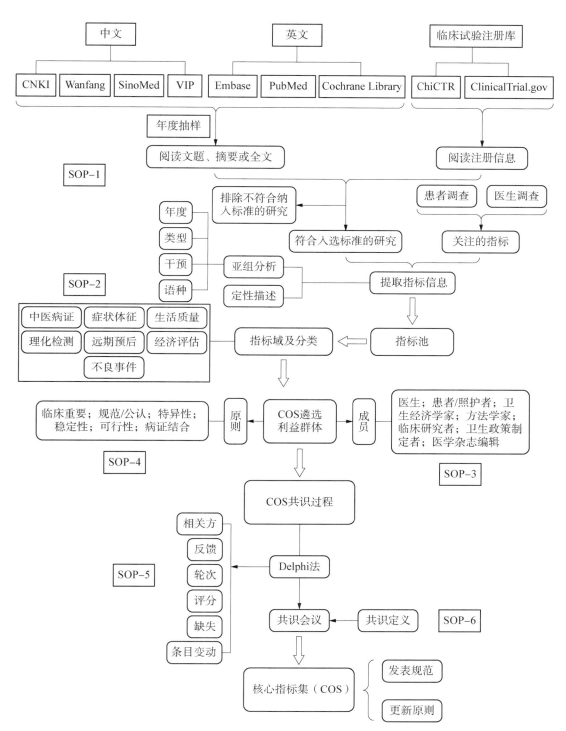

图 4-1 临床研究核心指标集研制技术流程图

1. 证据转化的需求

在开展系统评价/Meta 分析以及制订指南过程中，需要考虑研究结果对临床决策的参考价值。如果相应研究的指标与临床决策证据需求存在较大偏差，就有必要开展相关的 COS 研究。

2. 临床试验的需求

基于临床问题开展相应临床研究方案设计的进程中，会面临如何选择疗效评价指标的问题。药品监管机构会推荐一些临床研究指导原则，如果缺乏相应的指标规范要求，或不能满足临床需要，就值得开展 COS 研究。

二、核心指标集研究题目的构建

研究开始前，首先需要明确选题，即确定拟研制核心指标集的适用范围。建议从应用场景、健康问题、目标人群和干预措施 4 个方面进行界定。[1]

1. 应用场景

确定计划开展的研究适用的场景，涉及临床研究、日常照护、养生保健、中医治未病等。最普遍的应用场景是临床试验、证据转化研究和真实世界研究。

2. 健康问题

健康问题的确定要考虑临床实践。根据疾病的类别、亚型、分期等明确健康问题。以癌症举例，拟开展的 COS 研制涉及所有癌症还是具体到肺癌，或者是肺癌的晚期患者，或者是非小细胞肺癌，需要事先明确，这关系到研究结果的实用性和合理性。

3. 目标人群

关于适用人群应结合疾病类型综合考虑，说明 COS 适用于某疾病全部人群还是部分人群，要从病症分型、年龄、性别方面进行明确。如肺癌，是所有患者，还是仅是发生肺癌转移或者是发生骨转移的患者，患者是成人还是儿童；中医证候分类等方面需要结合实践需求进行考虑。

4. 干预措施

明确具体干预措施的内容，主要包括：确定拟开展的 COS 适用于所有类型的干预措施还是局限于某种特定干预措施；具体干预措施包括的内容，如手术、药物治疗、食疗、中药汤剂、康复方案等；明确是否存在加载治疗的情况。我国临床实践以中西医结合为主，因此在考虑干预措施时，需要关注是否存在中西医治疗联用的情况。

参 考 文 献

[1] Kirkham JJ，Davis K，Altman DG，et al. Core Outcome Set-Standards for Development：The COS-STAD recommendations [J]. Plos Medicine，2017,14(11)：e1002447.

第二节

核心指标集研究的注册

研究方案的制定和注册，不仅有利于控制重复研究，还能增加研究的透明度、减少发表偏倚，也有利于保障研究质量、增加研究过程的规范性和研究结果的可信性。COS研究开始前，需要制定一份研究计划书并公开发表，研究方案的信息包括：适用范围、研究方法、研究机构和成员及伦理审批等。目前常用的COS研究方案注册库有COMET数据库(http://registerproject.comet-initiative.org)和ChiCOS数据库(www.chicos.org.cn)。

一、COMET注册平台

COMET数据库注册条目包括：研究题目、摘要、研究机构、资助来源、疾病名称、疾病领域、目标人群的年龄范围和性别、干预措施类型以及研究目的等(图4-2)。

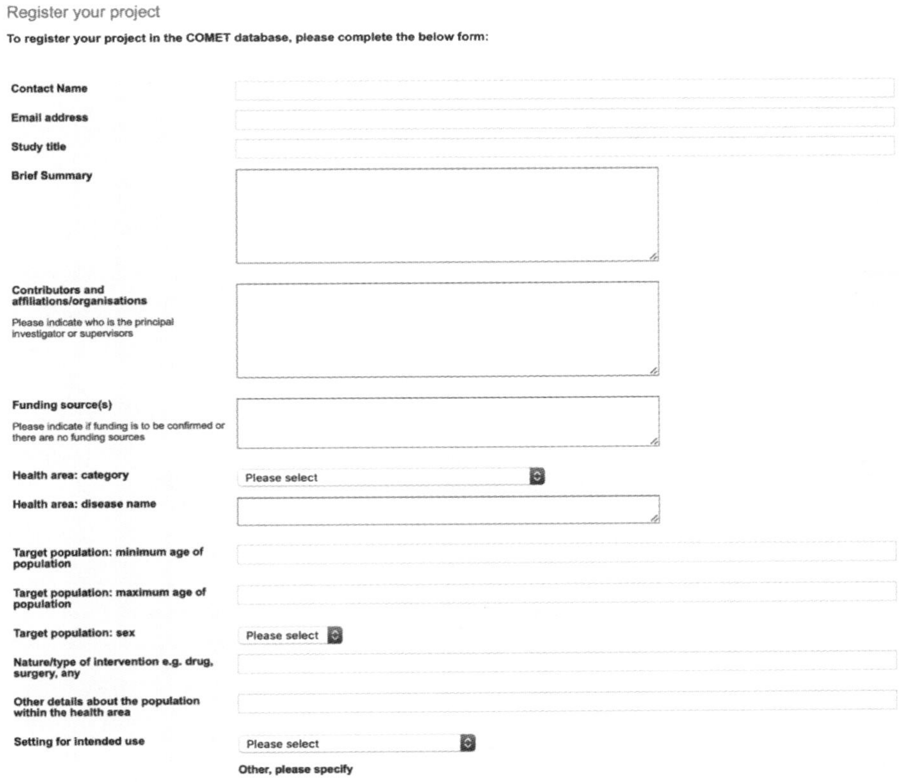

Register your project

To register your project in the COMET database, please complete the below form:

Contact Name

Email address

Study title

Brief Summary

Contributors and affiliations/organisations
Please indicate who is the principal investigator or supervisors

Funding source(s)
Please indicate if funding is to be confirmed or there are no funding sources

Health area: category — Please select

Health area: disease name

Target population: minimum age of population

Target population: maximum age of population

Target population: sex — Please select

Nature/type of intervention e.g. drug, surgery, any

Other details about the population within the health area

Setting for intended use — Please select

Other, please specify

图4-2　COMET数据库平台注册信息页面

（1）研究题目：本次研究的标题。

（2）摘要：相关疾病的研究现状及 COS 的研制现状。

（3）研究机构：主要负责单位，以及每个成员的个人信息和所属单位。

（4）资助来源：资助本次研究的个人、组织、团体、公司或其他法律实体的详细信息。

（5）疾病名称：疾病名称，包含疾病分型、分期。

（6）疾病领域：疾病所属的健康卫生领域。

（7）目标人群：人群的年龄范围、性别。

（8）干预措施：完整且清晰地描述或定义干预措施。

（9）研究目的：研究要达到的目的、意义或能解决的健康问题。

二、ChiCOS 注册平台

ChiCOS 数据库注册条目包括：主要研究者信息、方案/研究信息（研究题目、疾病名称、疾病领域、医学分类、干预措施、摘要、合作者及合作单位、研究方法、研究起止时间、资助来源）等（图 4-3）。

（1）主要研究者信息：主要研究者的详细信息及所属单位信息。

（2）研究题目：本次研究的标题。

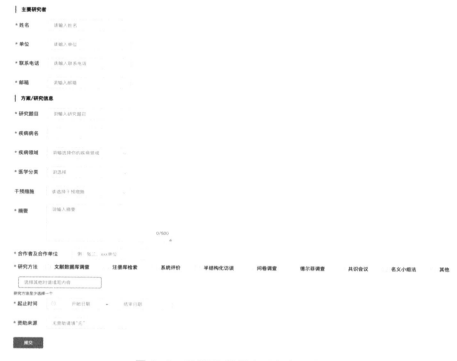

图 4-3 ChiCOS 数据库平台注册信息页面

（3）疾病名称：所研究疾病的名称，包含疾病分型、分期。

（4）疾病领域：疾病所属的健康卫生领域。

（5）医学分类：研究疾病在医学学科中所属的分支。

（6）干预措施：完整且清晰地描述或定义干预措施。

（7）摘要：相关疾病的研究现状及 COS 的研制现状。

（8）合作者及合作单位：参与研究的其他成员及单位。

（9）研究方法：选取本次研究过程中涉及的研究方法，包括：文献数据库检索、注册库检索、系统评价、半结构化访谈、问卷调查、德尔菲调查、共识会议、名义小组法等。

（10）研究起止时间：研究的拟开始和结束时间。

（11）资助来源：资助本次研究的个人、组织、团体、公司或其他法律实体的详细信息。

三、研究方案撰写

COS 的质量一定程度上取决于 COS 研制过程中方法学的规范性和实施过程的透明度。在开展研究前需制定研究方案并在公共平台上发布，有利于提高和保证研究的透明度和可靠性。COMET 工作组于 2019 年制定了核心指标集研究方案规范（Core Outcome Set-STAndardised Protocol Items，COS-STAP）。COS-STAP 包含了一份 13 个条目的清单，详细介绍了 COS 研究方案注意事项，重点包括 COS 的范围、参与的利益相关群体、COS 研制计划和共识过程等关键内容（可参考本书相关章节）。

研究方案可以论文形式在期刊公开发表，或在其他平台公开，如相关领域的研究网站、COMET 数据库、ChiCOS 数据库等，并提供网址链接保证方案的可获取性。

第三节

研究工作组的建立

成立工作组是 COS 研究实施的组织保障。COS 研究工作组一般由指导小组、执行小组和利益相关群体组成。

一、指导小组

指导小组可由本领域内不同方向的顶级专家组成，负责研究方向和关键节点的决策咨询。主要通过专家咨询会议的形式解决研究过程中的分歧和不确定因素，对保证 COS 研究的科学性、研究过程的规范性和成果的推广应用均有重要作用。

二、执行小组

执行小组是研究方案的制订者和执行者,负责整个研究过程的实施和总结。成员来自不同学科的一线专家,通常由中西医临床专家、循证方法学家、临床研究者、政策制定者和专职研究者等组成。执行小组通过组内讨论明确职责分工和工作机制。在条目池构建、德尔菲调查、共识会议等环节各司其职、互相配合、推动研究进程。如果工作组内遇到分歧难以解决或有较大的方案调整时,需咨询指导小组。

三、利益相关群体

确定哪些指标为核心指标,需要经过不同利益相关群体层层筛选并最终达成共识决定。因此,在 COS 研制过程中利益群体的选择至关重要。遴选原则是专业相关性、构成均衡性和利益代表性。相关利益群体的代表性,决定了核心指标集的代表性。研究开始前不仅要明确选择哪几类群组、人员数量及层次,还要考虑可行性,防止因群体依从性不足或利益冲突,导致研究工作开展不畅或影响研究结果的可靠性。

COS 研究涉及的利益群体主要包括:使用者、医学专业人员、临床试验员、监管部门人员、企业代表、政策制定者、科研人员、方法学专家以及患者代表等。其中,使用者、医疗卫生专家及患者是必不可少的三个群体。

使用者是在研究或具体工作中可能会用到核心指标集的人员,如临床医生、证据评价研究人员、管理部门人员等。核心指标集可以帮助他们在研究设计或制订政策时,快速找到临床重要指标,避免因指标过多而难以抉择或者误导政策。

医疗卫生专家熟知疾病情况并直接接触、管理患者,能够提出来源于实践需求的重要结局指标。专家的数量级别和领域专长会影响到指标的共识,原则上专家影响力越大越好,专家所属地域覆盖越全越好,有利于更大程度地反映不同地区和学术群体的见解和问题,保障研究结果在更广范围得到认同。基于我国医疗实践中西医结合的情况,核心指标集研究在选择医学专业人员时,需要同时具有中西医专家。

患者或其照护者是医疗干预的接受方和受益方,患者的感受和意愿是确定 COS 的关键要素。患者代表以研究参与者的身份加入到研究过程中,可以充分反应来自患者一方的诉求,有时候具有决定性意义。但相对于欧美发达国家,我国患者对医学知识的掌握情况、对医学相关研究的参与意识均比较薄弱,并且缺乏相应的患者管理组织,在研究中患者的参与难度较大。因此在选择患者代表时建议考虑其文化水平和教育背景,遴选积极性高、沟通理解能力较强、具有相关病痛经历的患者代表。

另外,尽可能地邀请期刊编辑、医药企业代表及相关学术组织成员。期刊编辑是 COS 的重要使用者,相关学术组织对于 COS 的推广应用具有重要作用。利益群体在不同阶段可能会有差异,具体根据研究实际情况进行调整。

第四节

指标条目池构建

核心指标集的形成,不是创建新的指标,而是在某一特定卫生领域或专科病症中基于已有的评价指标,筛选出对患者、临床医生、研究者及卫生决策者等各利益相关方最重要的指标。现存指标的集合是产生初始指标条目清单的来源,之后通过一系列研究规范和流程,产生最终核心指标集。作为研制核心指标工作的关键环节,收集所有现存评价指标是构建核心指标集的基础。构建结局指标条目池也需要遵循相应的方法学规范。

一、指标收集途径

指标条目池的构建会受到多种因素的影响,不同来源途径的指标存在一定差异。发表文献中的指标具有易于获取、集中性强、内容丰富的特点,但因文献发表时限、质量及代表性问题,可能导致评价指标存在过时、重要性不高、临床代表性低等问题;公开注册的临床研究方案相对时效好,能反映当前临床研究指标进展,弥补已发表文献指标的不足。通常已发表文献研究与注册方案偏重理化指标。医生和患者报告的指标则更多关注症状/体征、生活质量和远期预后指标。因此,需通过多种途径及方法收集临床疗效评价指标。

多种途径来源、收集到最全面的指标不是目的,而是为了避免重要指标遗漏。推荐通过检索文献数据库、临床研究注册库、医生问卷调查和患者问卷调查四种途径,分别收集已发表文献研究中指标、注册试验方案中指标、医生和患者或其照护者关注的指标用于构建指标池(图4-4)。

二、数据库检索

(一)数据库选择

已发表文献研究中文数据库包括:中医药临床研究证据库(EVDS)、中国知网(CNKI)、万方(WanFang)、中国生物医学文献数据库(SinoMed);英文数据库包括:PubMed、Cochrane Library、Embase。如果条件充分,可增加其他文献数据库和其他语种的文献。

目前常用的临床研究方案注册平台有中国临床试验注册平台(Chinese Clinical Trial

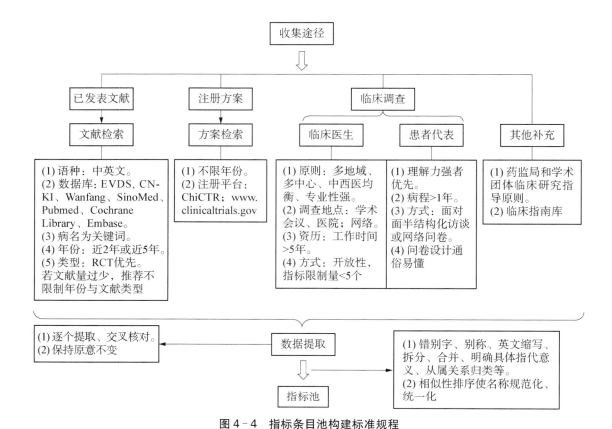

图4-4 指标条目池构建标准规程

Registry，ChiCTR）和 clinicaltrials. gov 注册平台，其他注册平台可以根据具体情况加以选择。

（二）数据库检索策略

检索已发表临床研究文献要制定合理的检索式。检索方法与做系统评价/Meta 分析不同，重视代表性而不是全面性，需要结合可行性，优化检索策略。首先进行预检索，不限制年份，估算文献量并根据结果调整检索式。若检索题录较多，可加以限定，推荐年份间断检索，或以近 5 年为宜；研究类型以 RCT 为首选。若检索题录较少，或为不常见疾病，可不限制年份及研究类型，以扩大文献来源。检索注册的试验方案以疾病为检索词进行检索，检索时间可不限制。

三、数据提取

（一）提取表设计

执行小组预先设计提取表，推荐使用 Access、Epidata、Excel 等软件。提取信息包括纳入研究的基本信息、研究对象、干预措施和评价指标4个方面。其中评价指标信息包括指标名称、测量方法、测量时点及数据类型(图4-5)。

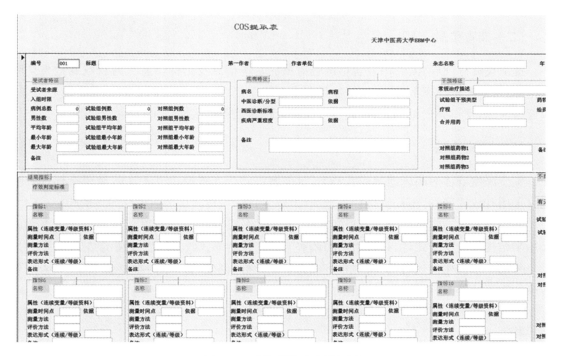

图4-5　指标提取表设计页面

(二) 提取原则

首先要培训数据提取人员,进行双录入并交叉核对,如有分歧咨询第三方。其次,提取信息需要完全遵循原文指标表达方式,保证原始数据的真实性和可溯源性。第三,提取表中需要设置备注项,随时记录特殊情况。如有数据改动需随时做好记录,保证提取过程的痕迹管理。

四、问卷调查

(一) 调查对象

问卷调查对象是研究涉及病种相关的专业医生及患者或其照护者。关于调查样本量,理想情况下,调查的医生和患者数量越多,收集到临床重要指标的可能性则越大。但需要权衡研究的可操作性和代表性,建议对跨地域、多中心、不同级别医院(一、二、三级)进行问卷调查,建议不少于5家医院。通过专业学术组织或参加专业的学术会议,可快速收集来自临床医生关注的指标情况。

关于患者的选择，也要考虑地域差异和个体差异。根据研究病种和研究条件，尽可能扩大调查范围，提高样本代表性。另外，推荐选择诉情能力较强的群体，便于有效沟通，以获取临床重要指标。

（二）调查信息

提前设计好问卷，问卷内容包括调查对象的基本信息及指标信息。为获取到最重要临床指标，要求限制指标数量，如填写数量要求在 5 个以内。患者的调查问题需要精心准备，应通俗易懂，重点突出，从而保证调查对象的可理解性和依从性。

（三）调查方法

鉴于医生群体对临床问题非常熟悉，且能根据临床实践提出其关注的重要指标，因此，建议采用开放式问卷，不提供指标备选项，由医生自行填写其认为最重要的评价指标。

我国患者参与临床研究的意识和认知比较薄弱，参与研究的难度较大。患者调查建议采用半结构化访谈形式，由经过培训的调查者以访谈的形式收集患者关注的结局指标。

采用半结构化访谈时，访谈内容将成为补充指标、创建指标域的重要参考依据，为避免转录和理解的偏差，可使用音频记录（需要知情同意）。

五、指标整理

在指标池构建过程中，原始指标逐个提取之后，需要将相同涵义的指标归类分组。对评价指标分类整理时，最大的难点在于原始指标的不一致性和表达方法的多样性，这会给指标的合并及指标域的确定带来困难。基于此，在研究中可首先进行相似性排序，根据相似程度进行批次性合并。推荐运用树状图的方法展示指标合并过程，保证研究过程的可追溯性和表述的清晰度。具体步骤如下。

（1）将提取的指标用 Excel 表进行整理。对评价指标进行编号，以方便查找。

（2）进行指标相似性排序，将相同的指标去重，并记录所有报告该指标的研究标号和数量。

（3）将提取的原始指标进行规范处理，使名称规范化、统一化。具体操作包括错别字、别称、英文缩写、拆分、合并、明确具体指代意义等，结合指标表达形式和内容，在保证原意不变的条件下进行规范化管理，将相同指标进行合并归类。

（4）对规范整理的指标进行分类统计。

六、指标池

将不同渠道收集的指标进行规范整理合并，形成临床研究评价指标条目池（简称指标池），根据指标域进行归类，产生初始指标遴选清单，为核心指标集研制奠定基础。

第五节

指标规范化处理与指标域的确定

指标池中各指标类型、指标属性、临床意义等各有不同。为了形成科学合理、规范实用、便于测量的核心指标集合，需要先确定指标域，将收集到的结局指标进一步分类整理，以便后续进行指标遴选。

一、指标规范化处理方法

指标规范化处理是指将相同定义但不同表述形式的指标名词进行统一规范化表述。

（一）指标规范化参考标准

对指标进行规范化处理时，应参考国内外公认的、权威的医学临床术语标准。如：①国际卫生术语标准开发组织（International Health Terminology Standards Development Organization，IHTSDO）制定的医学系统命名法——临床术语（Systematized Nomenclature of Medicine Clinical Terms，SNOMED CT）。②临床实践指南：美国国立指南文库（NGC）临床实践指南、苏格兰校际指南网络（SIGN）临床实践指南等。③美国国立医学图书馆（National Library of Medicine，NLM）编制的医学主题词表（Medical Subject Headings，MeSH）。④中国中医科学院中医药信息研究所编制的中国中医药主题词表。⑤《中华人民共和国国家标准——中医临床诊疗术语》等。中医指标应优先参考相关国家标准或行业标准，避免因不规范的表述造成误解。

（二）指标规范方法

结合指标表达形式和内容，在保证原意不变的基础上，对错别字、别称、英文缩写、拆分、合并、明确具体指代意义等进行规范化处理，将相同指标进行合并归类。为保证整理过程清晰可追溯，推荐使用树状图（Tree Map）、圆圈图（Circle Map）、气泡图（Bubble Map）或括号图（Brace Map）等。

具体包括：①在保证原意不变的情况下进行规范表述，如将胸部炎症吸收情况、肺炎胸片吸收情况统一规范为"肺部影像学改变"。②对同一指标不同表达方式进行合并，如将发热持续时间、体温异常时间、体温恢复正常时间、退热时间等发热相关指标统一归为"发热时间"。③将带有时间点的指标名称去掉时间，如将入组后第14日患者呼吸道标本新型冠状病毒核酸转阴率、第 1 周病毒转阴率统一归为"病毒核酸转阴率"。④将多个指标组合的指标名称进行拆分,如将临床症状评分拆分为临床症状评分-咳嗽、临床症状评分-胸闷等。⑤将缩写的指标统一规范为全称,如 QOL 评分规范为生活质量评分。[1]

二、指标分类的方法

(一) 指标分类体系

1. 世界卫生组织指标分类

1948 年世界卫生组织(WHO)对健康从身体、心理及社会能力 3 个方面进行定义[2],被认为是健康或疾病评价指标的基本分类雏形。根据指标的属性和与这 3 个方面的相关性可进行归类。

2. 患者报告的指标体系

在 WHO 健康定义分类基础上,患者管理组织建立患者报告的指标体系(Patient-reported Outcomes Measurement Information System,PROMIS),使指标分类更加明确:身体包括症状、功能指标;心理包括情绪、行为和认知功能等;社会能力包括人际关系和社会职能等[3]。

3. ICF 分类

WHO 针对人类疾病诊断、功能评定和干预发布了一系列标准,其中国际功能、残疾和健康分类(International Classification of Functioning,Disability and Health,ICF)从日常生活能力方面对评价指标提供了分类参考,涉及生物、心理、社会和环境 4 个方面,成为很多医疗卫生领域评价体系的框架[4]。

4. 5Ds 分类

5Ds 指标分类包括死亡(Death)、不适感(Discomfort)、残疾(Disability)、药物毒性(Drug toxicity)和费用(Dollar cost)[5],是美国风湿病学会研制的一个针对风湿性疾病的指标评价体系,增加了安全性和经济性指标类型。

5. 威尔逊指标分类

威尔逊(Wilson)提出要加强评价指标之间的相关性,并将患者报告的结局指标划分为5 类:生理影响、症状、功能、整体感觉和生活质量[6]。这种方法重视患者生活质量的分类,得到了更加广泛应用。

6. OMF 指标框架

指标测量框架 OMF(Outcome Measures Framework,OMF)是由美国卫生保健研究与质量机构(Agency for Healthcare Research and Quality,AHRQ)资助研制的、用于管理和测量患者结局指标的框架体系,以此规范卫生领域中的指标测量[7]。指标域分为 6 类:生存率、疾病反应、利益事件、患者及照护者报告指标、临床医生报告指标和卫生资源利用情况。

7. Cochrane 结局指标

通过对 Cochrane Library 中临床研究的评价指标进行回顾总结和分类,指标域的分类主要有 15 类[8]:不良反应或不良事件、死亡率或生存率、感染、疼痛、症状和体征、社会心理、生活质量、日常行为能力(ADL)、药物、经济、住院情况、手术情况、治疗依从性、治疗或研究退出情况以及患者、医生及护士的满意度。

(二) COS 研究中指标分类体系的应用

系统总结已完成的 COS 研究中指标域的相关报告信息,发现广泛应用的指标域分类共有 12 类,被 COMET 工作组推荐应用。COS 研究中应用的指标分类为:①死亡率(包含亚组):研究病症直接相关的因果死亡、死亡数量等。②生理或病理情况(包含亚组):疾病活动,如癌症复发、支气管气喘及体征变化等;血压、实验室检查结果、血管重建等。③感染新发及复发情况。④疼痛。⑤生活质量,与病情相关的生活质量。⑥心理健康。⑦社会心理或社会行为。⑧功能状态或机能状态。⑨治疗的依从性或退出情况。⑩满意度,包括医生满意度和患者满意度等。⑪资源利用情况(卫生资源利用率),包含亚组:医院、社区、额外治疗等。⑫不良反应(副作用),包含死亡、疼痛及其他未在预料之内的有害反应等。

(三) 中医药临床研究指标分类方法

中医药临床研究指标不仅具有一般临床研究的共性,还有中医独有的症状和证候评价指标。进行指标域分类过程中,先将中医特有指标结合 COMET 手册中推荐的 12 类进行归类。然后以指标的功能属性为依据,推荐按照 7 个指标域:中医病证、症状/体征、理化检测、生活质量、远期预后、经济学评估和安全性事件,将收集到的结局指标进一步分类整理,形成初始指标遴选条目清单。

参 考 文 献

[1] 金鑫瑶,庞博,王辉,等. 新型冠状病毒肺炎临床试验评价指标及相关问题[J]. 天津中医药,2020,37(10): 1109 - 1113.

[2] WHO. WHO definition of Health. Geneva 1948 [EB/OL]. [cited 28 Apr 2015]. http://www.who. int/about/mission/en/.

[3] NIH. Patient-Reported Outcomes Measurement Information System-PROMIS [EB/OL]. http://www. nihpromis. org/measures/domainframework.

[4] 邱卓英,陈迪. 基于 ICF 的残疾和康复信息标准体系及其应用研究[J]. 中国康复理论与实践,2014,6(20): 501 - 507.

[5] Fries JF, Spitz P, Kraines RG, et al. Measurement of patient outcome in arthritis [J]. Arthritis Rheum, 1980,23(2): 137 - 145.

[6] Wilson IB, Cleary PD. Linking clinical variables with health-related quality of life. A conceptual model of patient outcomes [J]. JAMA, 1995,273(1): 59 - 65.

[7] Gliklich RE，Leavy MB，Karl J，et al. A framework for creating standardized outcome measures for patient registries [J]. J Comp Eff Res，2014,3(5)：473 - 480.

[8] Smith V，Clarke M，Williamson P，et al. Survey of new 2007 and 2011 Cochrane reviews found 37% of prespecified outcomes not reported [J]. J Clin Epidemiol，2015,68(3)：237 - 245.

第六节

德尔菲(Delphi)问卷调查实施要点

德尔菲法(Delphi)是群体决策方法的一种，优势在于其具有匿名性和反馈性的特点，以函询的方式可以广泛传播，不受地理位置限制。其他群体决策法还有互动群体、头脑风暴、名义群体法、网络会议等，这些群体决策方法在提供的观点数量和质量、社会压力、财务成本、决策速度、任务导向、潜在人际冲突、成就感、对决策结果的承诺、群体凝聚力等方面各有不同。

临床研究中比较常用的有头脑风暴、名义群体法与德尔菲法。通过比较这三种常用的群体决策方法(表 4-1)发现：头脑风暴法不适合筛选最小、最重要指标，因其思维发散性，可考虑用在 COS 指标池构建阶段；名义群体法适合应用在 COS 研究的共识会议阶段，以解决最终分歧、达成共识；德尔菲法更适合决定哪些初始指标条目进入共识会议，遴选出共识会候选指标，即 COS 研究共识过程的早期阶段。因此，在 COS 研究初始指标条目清单遴选过程中应用 Delphi 调查法较佳。

表 4-1　常用的群体决策方法异同点比较

决策方法	异同点		共同点
	优点	缺点	
头脑风暴法	激发创造力,解除思维定势;纳入潜在条目多	注重数量忽视质量;时间成本不易控制;易偏离目标	群体参与,投票决定备选条目
名义群体法	不限制个体独立思考;高效解决最终分歧	个体意见被放大;最终决策人的意见直接影响最终备选条目	
德尔菲法	匿名性;反馈性;花费少;易传播	耗时间;调查成员间互动性差	

德尔菲法，又称专家调查法，是专家会议法的一种发展，以匿名方式通过数轮函询调查征求有关领域专家们的意见，综合整理后再匿名反馈给各位专家，再次征求意见，再集中，再反馈，直至得到一致的意见。在 COMET 数据库中，已发布或正在进行的 COS 研究中85%的研究应用 Delphi 调查法。德尔菲调查是核心指标集研究中共识环节的重要群体决

策方法。指标集研制工作组通过电子邮件方式将 Delphi 问卷或问卷链接发送给各利益群体，参与者对问卷中指标条目进行投票或打分，产生的结果再逐步进行总结、反馈。因调查期间参与者之间没有直接的交流，可以兼顾不同利益相关者之间的不同意见，这对最终确定核心指标并达成共识至关重要。

然而，德尔菲调查法在 COS 研究中实施流程和技术要点还欠缺统一的规则。为此，本节就指标集研制过程中德尔菲调查研究的具体实施要点进行总结，以期为相关研究提供参考。

一、调查问卷的设计

（一）问卷条目的来源

德尔菲调查研究的开展，需要基于一份问卷调查表。COS 研究中 Delphi 调查问卷中的条目由多个结局指标组成。收集所有潜在的重要结局指标构建指标池是德尔菲调查问卷条目的来源。

若指标清单过长，需要进行缩减而不是直接用于问卷调查。原因有两点：一是问卷内容过长会导致应答率较低；二是指标不能取得共识，导致需要进行多轮问卷，影响研究效率。缩减指标池清单用于 COS 也需要规范操作，可在指导小组的建议下进行工作组内部表决，将 90% 成员认为不必要进入问卷清单的指标池条目剔除。若指标池清单不长，可以在问卷条目清单及后期共识的过程中完整保留所有指标。从指标池到初始 Delphi 问卷条目形成过程需要详细记录并清晰报告。

（二）问卷结构

Delphi 问卷结构和一般问卷无明显差异，首先应该有简洁的说明，明确问卷调查的目的；问卷主体是各个指标条目及打分选项；增加开放性问题部分，用于补充新指标或提供反馈建议等。

（三）医学术语需规范化及注解

医学术语在专业化的基础上，可附加通俗化解释，保证不同知识背景，特别是患者代表能准确理解。在研究开始前，可借助临床实践对指标进行可理解性检测，不断收集反馈和理解偏差，从而对表述进行修改完善，必要的时候可以邀请语言专家参与问卷设计。对于西医专家，可将中医术语的解释转化为其擅长的西医语言。非专业用语表达优先于医学专业术语使用，可以提高问卷的可理解性，减少完成问卷的时间，提高研究效率。

（四）设置开放性问题

为防止重要指标的遗漏，应在问卷中设置开放性问题，以便补充指标信息或反馈建议。

二、Delphi 调查实施过程

（一）调查方式

问卷调查方法通常有电子邮件、电子问卷、快递、电话和当面调查等方式。电子邮件方便信息储存阅读且免费，但不适合没有邮件、不使用网络的人，如老人和儿童，这部分群体多集中于患者及其照护者。电子问卷调查易于扩散，如借助微信、QQ 等社交工具中加载的小程序，但若不定向发放问卷，会导致前后参与者不连续，不能判断回复率，只适合一轮调查，不适合多轮调查。如，两轮 Delphi 调查中第二轮的参与者，严格上应为回复第一轮的人员并计算应答率，但通过随机发放的电子问卷难以找到第一轮回复者。快递可直接呈递纸质材料，比较直观，但不便捷，费时且易丢失。电话快捷但语言沟通不便于思考，信息传递片面，只适合简短调查，不适合匿名性调查。面对面调查耗费人力，但易于随时沟通，帮助参与者对问卷条目进行理解。综合不同方式特点，目前 Delphi 调查主要以电子邮件与电子问卷结合为主，通过有网址链接的个性化电子邮件针对患者以外参与者进行问卷调查。而对患者代表群体，建议由工作组内临床专业成员对其进行面对面访谈调查，以增加患者的依从性和反馈准确性。

（二）调查平台

目前，专门用于 COS 研究 Delphi 调查的软件系统主要有 2 个：COMET 工作组开发的 Delphi Manager 和中国临床试验核心指标集研究中心（ChiCOS）开发的 Delphi 在线调查系统。这两个在线调查平台在录入问卷条目清单后均可自动生成问卷，并自动进行数据分析，节省工作时间，可以方便多轮调查。但 Delphi Manager 仅支持英文，且需付费使用。ChiCOS 数据库平台的 Delphi 调查模块，弥补了 Delphi Manager 的不足，主要支持中文研究。

此外，也可利用一些其他网络问卷调查工具，如问卷网、微信问卷调查小程序等，但因不是专门针对 Delphi 调查研究的网站，可能会存在一些局限。例如不能做到每个问卷条目在多轮调查中的反馈性，且因不能自动化分析数据可能会增加工作量等。

（三）调查轮次

Delphi 调查应该至少进行两轮，即保证至少有一轮结果反馈。在已完成的 COS 研究中，Delphi 调查的次数一般在 2～3 轮，最多的为 6 轮[1~3]。一般每一轮调查时间不少于 10 日，如果回答率较低，可进行邮件提醒，放宽调查时间；一轮结束后需要进行数据分析并安排下一轮问卷。调查的轮次受调查持续时间、成本和应答率影响。在大多数情况下，3 轮调查基本可以把各利益相关群体对条目初始清单的意见收集完成。如果指标共识度较差，可按照研究方案剔除部分一致性评分较低的指标条目。

（四）指标遴选原则

为了让问卷参与者能够清楚了解研究目的，选出其认为最重要的结局指标，问卷中需明确说明指标遴选的原则。可从以下 4 个属性进行考虑：临床重要性；指标公认性；指标的稳定性和特异性；测量的依从性和可靠性。

三、条目变动原则

不同轮次 Delphi 调查问卷中指标条目的数量不是一成不变的，可以增加和（或）删减。调查过程中，问卷参与者有补充其他重要条目的权利。这些补充指标在问卷回收后由工作组进行确认，若确实是一个新指标则被纳入下一轮 Delphi 问卷调查中进行评分。

第 1 轮调查之后，若保留所有指标进入后续数轮的调查，可以使参与者根据完整的结果对指标进行优先排序。若舍弃一些指标，可能会使某些参与者重视的指标不能在以后 Delphi 调查中出现，妨碍参与者对保留的指标条目进行优先排序。因此，是否删除条目需要由第 1 轮 Delphi 问卷指标条目数量决定。在指标不多的情况下，可以保留所有条目。若第 1 轮 Delphi 问卷指标清单过长，可用预先确定的标准保留部分条目。若需舍弃一些指标，应该事先在研究方案中对剔除标准进行明确说明。

四、评分与反馈机制

（一）评分机制

对于 Delphi 调查条目评分，目前普遍采用 9 分的 Likert 量表[4]对指标的重要性进行评分。每一个条目分值设置为 1～9 分和"不确定"，从 1 到 9 重要程度依次递增：1～3 分为"不重要"，4～6 分为"重要但不关键"，7～9 分为"关键"；如果参与者不能确定指标条目是否重要，可以选择"不确定"。

（二）反馈机制

Delphi 调查法的一个特点是反馈性。第 1 轮调查结束后，对每个指标的打分情况进行总结并匿名反馈。参与者在参考他人意见的基础上，结合自己上一轮的评分重新评估每个指标。

反馈内容主要包括 3 个方面：一是参与者在上一轮中增加的新指标条目；二是所有参与群体对每个指标条目的回复数量和分数分布情况，以及参与者自己的在上一轮的评分；三是如果参与者前后两次的评分变动过大，如参与者将分值从上一轮的"不重要"（≤3 分）改为"关键"（≥7 分），或者从"关键"改为"不重要"，则要求提供更改理由。这对帮助工作组总结数据及分析影响因素很重要。其中前两点是工作组提供给参与者的反馈,最后一点是参与者反馈给工作组的内容。反馈的形式最好直观,方便理解。第 2 轮调查中第 1 轮调查结果的反馈信息如图 4 - 6。

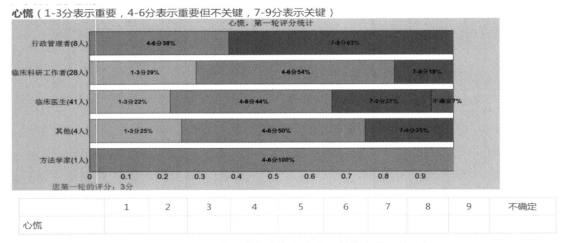

图 4 - 6　Delphi 第 2 轮调查问卷中第 1 轮信息的反馈示例

五、失访偏倚及丢失数据的控制

(一) 失访偏倚

Delphi 调查下一轮的参与者应该是上一轮调查的完成者,轮次间若出现不应答,则会使最终完成 Delphi 的成员越来越少,导致失访偏倚。因此,需要尽可能采取方法提高应答率,避免失访,以下一些经验可供参考。

调查的时段选在工作日期间,避免节假日,尤其是邮件发送日期避开午休及下班时段,以增加知晓率;问卷条目清单不宜过长,尽可能在 10 min 以内可以完成;整个调查时间跨度从第一轮开始到最后一轮结束不宜太长,虽然多轮次调查会更加趋近共识,但会降低参与者依从性;调查中期查看应答率,通过发送邮件、打电话等方式提醒进度较慢的参与者,必要时延长问卷开放时间;在邀请参与者的初期,借助研究学会、管理者、专家效应等,呼吁各负责领域群体加强问卷回复积极性;针对患者,推荐通过医生开展调查,提高依从性。

(二) 缺失数据

Delphi 调查研究在统计数据的过程中,可能会存在数据缺失。根据 COS - STAR 报告条目,COS 研究在报告时需要说明缺失数据的管理办法。一般情况下,如果参与者问卷填写不完整或没有进行数据保存,会导致指标评分的缺失。这种情况下可尽量联系本份问卷的填写者进行数据补充;若联系不到但数据缺失不多,可以采用其上一轮填写数据代替;若缺失过多,也可直接将本份问卷废弃。在用 COS 研究专门的 Delphi 调查软件 Delphi Manager 或 ChiCOS Delphi 系统时,电子问卷均已设置了遗漏提醒,当问卷未全部完成时则不能进行提交,这样保证了问卷的完整性,能够有效避免问卷的数据不完整问题。

六、Delphi 调查参与者

各利益群体的选择在 Delphi 过程中至关重要。在 COS 研究准备阶段就需要明确 Delphi 研究参与者的利益群组、人群数量及层次,以避免利益冲突,从而提高核心指标集的实用性。使用者、医疗卫生专家及患者是必不可少的 3 个群体[2],具体详见本书相关章节。

原则上,利益相关方的总样本量和各利益方小组的样本量越大,其代表性越好,但要考虑可行性。在确定利益相关者样本量时,需要基于现实条件而定,目前没有明确的数量标准。临床医生的数量应该比其他成员规模大,但中医和西医生数量要注意平衡,对医生专业能力可进行界定,如医学专业人员群体中只纳入在相关领域具有 10 年以上工作经验的医生。

参 考 文 献

[1] Cross H. A Delphi consensus on criteria for contraindications, assessment indicators and expected outcomes related to tibialis posterior transfer surgery [J]. Internation journal of leprosy and other mycobacterial diseases: official organ of the International Leprosy Association, 2005, 73(1): 13 - 21.

[2] Kirkham JJ, Davis K, Altman DG, et al. Core Outcome Set-Standards for Development: The COS-STAD recommendations [J]. Plos Medicine, 2017, 14(11): e1002447.

[3] 张明妍,杨丰文,李越,等. 核心指标集报告规范:COS - STAR 声明[J]. 中国循证医学杂志,2017,17(4): 470 - 474.

[4] Krzych ŁJ, Lach M, Joniec M, et al. The Likert scale is a powerful tool for quality of life assessment among patients after minimally invasive coronary surgery [J]. Kardiochirurgia itorakochirurgia polska =Polish journal of cardio-thoracic surgery, 2018, 15(2): 130 - 134.

第七节

指标一致性认定方法

通过德尔菲调查确定核心指标集的候选条目之后,需要经过不同利益群体的高级代表一致性认定,达成共识,才可确定最终的核心指标集。这一阶段是核心指标集的形成阶段,实施过程的控制对 COS 的质量非常关键,需要主要利益相关群体的代表进行讨论表决。结合已完成 COS 研究的实践经验，本节介绍核心指标集共识阶段的实施规范及要点。

一、明确共识标准

形成共识的前提是制定共识标准，过于宽松的共识标准可能导致较多重要但不关键的指标进入，而过于严格的标准可能会舍掉某些关键的指标，因此如何定义共识标准非常关键。目前，在 COS 研究中应用最多的是根据指标评分结果中"关键"得分的百分比进行界定，这个百分比多倾向选择 70％和 75％[1]。根据不同研究的实际情况可以事先制定标准。需要注意的是：共识标准要在研究方案设计时明确规定，以避免因改变标准影响 Delphi 结果或根据 Delphi 分析结果改变标准等导致的偏倚。

二、共识会议

在前面群体决策方法中提及了名义小组法适合在本阶段应用，尤其是多方群体发生意见不一致的情况。通过组织共识会议，对所有利益群体的初步意见汇总，然后经过反复讨论最终解决分歧确立共识。对于参加共识会议的成员资格和数量也要遵循相应的要求。

三、参会成员要求

（一）资格条件

邀请完成德尔菲调查的各利益群体优秀代表、指导小组成员、执行小组成员及未参加先前研究过程的各利益群体资深专家代表。保证每个群体均有代表参加，除患者以外，需要考虑临床专家的专长、资历和学术影响力。保证临床专家的比例可以避免偏倚；邀请资深临床专家，比如院士、专业学术组织主任委员等，能够提升共识会的水平，有利于解决分歧，也利于成果推广。

（二）数量要求

已完成的 COS 研究中，共识会议参与者数量没有统一要求。COMET 工作组在制定 COS‐STAR 过程中，参加共识会议的成员共 17 名：COS 研究者（$n=6$）、医学期刊编辑（$n=4$）、COS 使用者（$n=5$）[试验者（$n=1$）、Cochrane 系统评价合作编辑（$n=2$）和临床指南制定者（$n=2$）]和患者代表（$n=2$）。不同研究课题组结合资源条件自行确定共识人员数量，建议共识参与者 20～30 名为宜。

在确定每个利益群体代表的数量时，需要考虑以下 6 个原则：①利益相关者群体之间保持平衡。②尽可能增加资深专家的数量。③中西医临床专家保持平衡。④必须有患者代表。⑤试验者、系统评价员及指南制定者等 COS 使用者之间保持平衡。⑥参与者地域代表性较好。

四、会议形式、场次、时间、地点

COS 研究共识会议推荐采取面对面研讨会的形式，通常举行 1 次，持续半日或 1 日。如果 COS 研究涉及分型研究，需要举行多次会议分别讨论，最终形成共识[2]。共识会的顺利举行，便捷性和时间保障非常重要，参与群体在会前和会中的积极支持很关键。因此，需要综合考虑这些群体的具体要求，特别是患者的特殊性。

会议地点可事先征求参会者的建议，以大多数参与者工作或居住地就近为首选。需要会前做好充分准备和沟通。受新冠肺炎（COVID‐19）疫情影响，视频会议成为常用形式，可以节约资源，也能提高不同地区代表的参与度，缺点是互动性不足。如果条件容许，首选面对面会议形式。

五、会议内容

会议过程中要充分发挥主持人的作用。主持人往往是课题负责人，负责两方面内容：一是对会议的流程安排做引导，保证会议的高效进行；二是确保共识过程中各个参与方都能正确理解，解决参与者疑惑，优化指标的描述语言，令会议内容通俗易懂。在讨论阶段若遇到分歧，采用名义小组法，关注本领域和一线资深专家的建议。具体执行步骤如下。

（1）简短介绍研究背景和研究过程进展（PPT 展示）。

（2）展示所有利益相关群体对每个指标条目评分结果（一般为 Delphi 最后一轮）。重点说明进入共识会议的候选指标及其取得共识的利益相关群体数量，并解释每个指标的含义，以保证每个参与者充分理解。

（3）所有参与者对候选指标进行匿名投票（或评分），评分机制参考 Delphi 调查法。指标共识顺序：优先考虑取得所有利益相关群体共识的指标，剩余条目将根据取得共识的利益相关方数目依次确定是否采纳。

（4）评分统计，根据共识定义初步确立核心指标条目。

（5）讨论解决分歧，确立核心指标集。所有共识会成员均可对核心指标条目提出建议。通过参与者反复讨论，完善核心指标条目，直到达成共识并确立核心指标集。

（6）征集确立的 COS 后期更新和应用推广的建议。

六、指标测量方法的推荐

形成核心指标集只是解决了"测什么"的问题，下一步要明确各个指标"如何测"。为了规范测量工作的选择，COSMIN 工作组研制了 COS 测量工具评估清单。从可靠性、有效性、应答性、可解释性 4 个方面对测量属性进行了定义。具体内容可参考本书相关章节。

参 考 文 献

[1] Diamond IR，Grant RC，Feldman BM，et al. Defining consensus：a systematic review recommends methodologic criteria for reporting of Delphi studies [J]. J Clin Epidemiol，2014，67(4)：401 - 409.

[2] Christodoulou GN，Mezzich JE，Cloninger CR，et al. Promoting healthy lives and well-being for all：The contribution of the International College of Person-Centered Medicine（ICPCM）[J]. Psychiatriki，2018，29(1)：52 - 57.

| 第八节 |

核心指标集的推广与更新

核心指标集研究完成后，重点在推广应用和成效评估。此外，随着指标应用反馈，结合新指标、新测量方法的产生，COS 也需要不断完善更新。

一、发表 COS 研究成果

COS 作为最小的、最重要的指标集合，一般仅包含数个核心指标。需要对这些指标进行规范化描述。参考 COS 报告规范 COS - STAR[1]，逐条进行描述。推荐以论文形式发表研究成果，保证 COS 研究报告的透明度和完整性，最好匹配一份应用说明文档以便使用者理解应用。

二、推广应用 COS 研究成果

1. 扩大宣传，提高成果影响力

借助专业化学术组织、大学、科研院所等多个平台，定期开展培训会，宣传研制的 COS，扩大认知和应用。同时，可以结合网站或微信平台、参加学术活动等形式，进行宣传推广，扩大学术影响。

2. 研制标准，增加行业认可度

组织同行专家，研制行业或团体标准，进一步扩大成果的公认度。通过与学术团体、药品监管部门或医保机构沟通，让 COS 在管理决策实践中得到应用。

三、评价应用效果，及时更新完善

在 COS 应用过程中，开展实用性、应用范围和应用效果等方面的评价，为持续改进提供依据和指导。

决定是否启动更新，要考虑 3 个方面的因素：

（1）产生了新的评价指标。

（2）指标测量有更便捷准确的测量工具。

（3）对健康问题的检测有新的认识和评估体系。

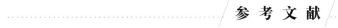

参 考 文 献

［1］张明妍，杨丰文，李越，等. 核心指标集报告规范：COS‐STAR 声明［J］. 中国循证医学杂志，2017，17
（4）：470‐474.

第五章

中医药临床研究评价指标问题

随着循证中医药学的发展，中医药临床研究的数量快速增长，研究质量也逐步提升，特别是临床研究实施过程偏倚的控制和报告的规范性较 20 年前有显著的变化。然而在疗效评价指标方面重视不够，存在非常突出的问题，成为影响中医药临床研究科学性和结果实用性的关键问题。本章以常见心血管疾病的临床研究为样本，分析存在的问题，为中医药核心指标集研究提供基线数据。

第一节

中药治疗慢性肺源性心脏病临床研究评价指标分析

中医药治疗慢性肺源性心脏病具有一定优势，但需要通过对相关指标的测量和分析来体现。为分析中医药治疗慢性肺源性心脏病临床随机对照试验的疗效评价指标现状，本研究开展文献抽样分析研究，整理相关评价指标并分析存在的问题，为构建慢性肺源性心脏病核心指标集提供基线数据。[1]

一、资料与方法

(一) 纳入标准

研究类型：随机对照试验(randomized controlled trial，RCT)。

研究对象：符合慢性肺源性心脏病诊断标准的患者。

干预措施：中药方剂和中成药等中药相关疗法，对照措施不做限制。

评价指标：纳入研究采用的所有评价指标。

（二）排除标准

合并其他疾病及并发症的研究；针灸、推拿、穴位贴敷等为干预措施的研究；会议论文或学位论文。

（三）文献检索

计算机检索 CNKI、WanFang Data、VIP、SinoMed、PubMed、Cochrane Library 和 Embase 等 7 个数据库，检索时间为 2018 年。检索采用主题词与自由词相结合的方式。中文检索词：肺源性心脏病，肺心病，肺心痛，肺心症，肺原性心脏病等，限定目录为中国医学；英文检索词：pulmonary heart disease, cor pulmonale, pulmonary heart diseases, traditional Chinese medicine, Chinese materia medica, herbal, Chinese patent medicine。

（四）文献筛选与资料提取

由 2 名研究者按照纳入和排除标准独立筛选文献、提取资料，并交叉核对。如有分歧，经讨论或者咨询第三方商讨解决，缺少的资料尽量与原作者取得联系加以补充。通过 Excel 表格进行资料提取。提取资料包括：①纳入研究的基本信息：第一作者、单位、发表期刊等。②研究对象的基线资料：人口学特征、病程、中医证型等。③干预措施：药物名称、疗程、频次、用量等。④结局指标：测量方法、时间点。

二、结果

（一）文献检索结果

初检共获得 1318 篇相关文献，根据纳入排除标准，经筛选后最终纳入 68 篇，均为中文文献。

（二）纳入研究基本信息

68 个 RCTs 中共包含 6 903 位患者，年龄范围为 34～83 岁。样本量范围为 30～1 000 例，平均每项研究的样本量为 102 例。报告病程的研究有 29 项（43%），病程波动较大（1 个月～30 年），另外 39 项（57%）研究未报告病程。52 个（76%）研究报告了中医证型，大致分为 8 大类，痰瘀内阻（24 项）、气虚血瘀（10 个）、阳虚（5 个）、痰浊阻肺（4 个）、阳虚水泛（3 个）、痰热壅肺（3 个）、气阴两虚（2 个）、阳虚外感风寒（1 个）。有 32 项（47%）研究干预措施为中成药（26 个注射液，6 个口服制剂），36 项（53%）研究干预措施为中药汤剂（35 个汤剂，1 个颗粒剂）。除 7 项研究未报告疗程信息，其余 61 项 RCTs 均对试验疗程进行描述。

疗程跨度为 5 日～3 个月,具体分布为:≤2 周有 12 个(19.7%);2～3 周有 34 个(55.7%);3 周～1 个月(包括 1 个月)有 9 个(14.8%);1～3 个月有 6 个(9.8%)。

(三)评价指标

1. 指标域

将提取的指标名称进行规范化、统一化处理,在保证原意不变的情况下进行规范表述,如旧称"红细胞压积"统一规范为"红细胞比容";或对同一指标不同表达方式进行合并,如将"症状缓解时间""症状改善时间",统称为"症状缓解时间";或将同一类指标进行归类,如 PaO_2、$PaCO_2$、SaO_2、pH 归为"血气分析"。

经规范及剔除重复性指标后,共得到 49 个评价指标,平均每个研究评价指标的数量为 3 个。以指标的功能属性为依据,将收集到的评价指标从中医症状/证候、症状体征、理化检测、生活质量、远期预后、经济学评估和安全性事件等 7 个域进行归类(图 5 - 1)。

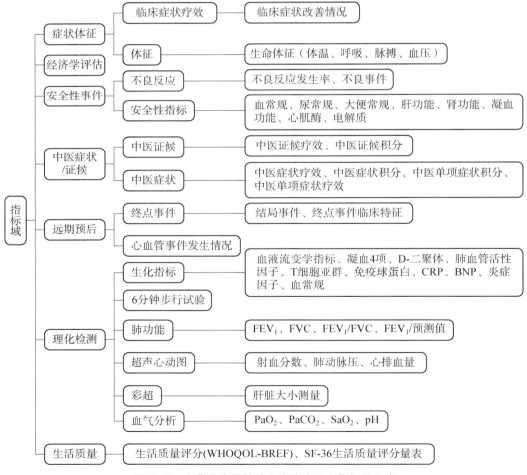

图 5 - 1 中药治疗慢性肺心病临床研究指标及分类

2. 指标频次

排前 15 位的评价指标(表 5 - 1)依次为：临床有效率、超声心动图、血气分析、脑钠肽(BNP)、不良反应、中医证候积分、肺功能指标、血液流变学、肺动脉压、6 分钟步行试验、心功能分级、生活质量、血清学指标、症状缓解时间、C-反应蛋白(CRP)。在指标选择方面，18个(26.5%)研究同时采用临床疗效、血气分析 2 个指标；6 个(8.8%)研究同时采用血气分析、脑钠肽、超声心动图 3 个指标；4 个指标同时应用的不足 2 个。指标组合情况见表 5 - 2。

表 5 - 1　使用率排前 15 位的评价指标

序号	指标名称	频次(%)
1	临床有效率	52(76.5)
2	超声心动图	25(36.8)
3	血气分析	24(35.3)
4	脑钠肽	15(22.1)
5	不良反应	13(19.1)
6	中医证候积分	11(16.2)
7	肺功能指标	10(14.7)
8	血液流变学	9(13.2)
9	肺动脉压	9(13.2)
10	6 分钟步行试验	8(11.8)
11	心功能分级	7(10.3)
12	生活质量	6(8.8)
13	血清学指标	3(4.4)
14	症状缓解时间	3(4.4)
15	C-反应蛋白	2(2.9)

表 5 - 2　指标组合使用情况

指标名称	频次
2 个指标同时出现	
临床有效率,血气分析	18
临床有效率,超声心动图	16
临床有效率,不良反应	15
临床有效率,血液流变学	9
临床有效率,脑钠肽	8
临床有效率,肺功能	6
3 个指标同时出现	
血气分析,脑钠肽,超声心动图	6

（续表）

指标名称	频次
临床有效率,超声心动图,肺动脉压	5
脑钠肽,超声心动图,肺动脉压	3
临床有效率,生活质量,不良反应	2
4 个指标同时出现	
临床有效率,血气分析,肺动脉压,超声心动图	2
中医证候积分,超声心动图,肺功能指标,肺动脉压	2

3. 测量时点

排除安全性事件指标域中不良反应和安全性分析 2 个指标外,频次排名前 5 位的测量时点如下:①临床有效率:44 项研究测量时点有 12 个,其中半数以上选择在 2 周～1 个月测量。②血气分析:23 项研究测量时点有 9 个,近半数选择在 2 周～1 个月测量。③超声心动图:23 项研究测量时点在 2～3 周。④BNP:14 项研究测量时点有 11 个,半数以上选择在 2 周～1 个月,2 周最多。⑤肺功能:9 项研究测量时点多在 2 周以内。（表 5-3）

表 5-3　频次排列前 5 位的指标测量时点统计

测量时点	频次
临床有效率	
治疗<2 周	11
治疗 2 周～1 个月	29
治疗 1～3 个月	4
治疗>3 个月	2
血气分析	
治疗<2 周	2
治疗 2 周～1 个月	19
治疗 1～3 个月	2
治疗>3 个月	1
超声心动图	
治疗<2 周	5
治疗 2～3 周	14
治疗 3～8 周	3
治疗>8 周	1
脑钠肽	
治疗<2 周	1
治疗 2 周～1 个月	10

（续表）

测量时点	频次
治疗 1～3 个月	2
治疗＞3 个月	1
肺功能指标	
治疗＜2 周	4
治疗 2 周～3 个月	2
治疗＞3 个月	3

三、结论

本项研究发现,中药治疗慢性肺源性心脏病 RCTs 采用的结局指标存在 5 个方面的问题。具体为:

（1）指标数量差异大:单个研究指标最少 1 个,最多达 10 个,数量选择离散度大。

（2）指标组合随意性高:原始研究中 2 个指标或者多个指标同时使用的随意性大。

（3）相同指标测量时点跨度大:如临床有效率的测量时点,跨度从 5 日～3 个月,并且测量时点选择较多,且分散。

（4）指标不规范:将连续性变量转变为分类变量报告,如临床有效率、中医证候有效率等,90％以上的研究分为显效、有效、无效或者治愈、未愈等不同等级,最后多以有效率的形式进行描述,且判断有效的标准也不统一。

（5）临床实用性不强:结局指标与临床实用性之间缺乏相关性,例如:对生活质量、远期预后等跟患者密切相关的指标描述少,而以症状、体征、理化检测等中间指标为主。

参 考 文 献

［1］牛柏寒,张明妍,蔡慧姿,等.中药治疗慢性肺源性心脏病临床试验结局指标文献研究［J］.天津中医药,2021,（1）: 55 - 59.

第二节

中药治疗病毒性心肌炎临床研究评价指标分析

中医药治疗病毒性心肌炎（viral myocarditis，VMC）有一定的优势,临床研究不断增多。前期研究发现中医药研究存在结局指标报告的不规范、不一致、发表偏倚等问题，中医药治疗 VMC 结局指标的情况如何，还缺乏相关的研究分析。通过对中医药治疗 VMC 的国内外相关研究进行抽样分析，系统收集研究中采用的评价指标并分析存在的问题，以期为构建中医药 VMC 核心指标集奠定基础。[1]

一、资料与方法

（一）纳入标准

研究类型：随机对照试验（RCT）。

研究对象：受试者诊断为病毒性心肌炎。

干预措施：试验组采用中药相关疗法，包括中药方剂、中成药等；对照组不做限制。

评价指标：纳入研究中采用的所有指标。

（二）排除标准

合并其他疾病的研究；重复发表的研究；会议论文；学位论文；干预措施采用针刺、推拿、穴位敷贴等物理疗法的研究。

（三）文献检索

计算机检索中国期刊全文数据库（CNKI）、万方数据库（WanFang Data）、中国生物医学文献数据库（SinoMed）、VIP、PubMed、Cochrane Library 和 Embase 数据库，同时追踪已检出文献的参考文献，以提高查全率。检索时限为 2018 年 1 月 1 日至 2018 年 12 月 31 日。中文检索词：病毒性心肌炎，随机对照试验；英文检索词：viral myocarditis，randomized controlled trial。检索策略采用主题词与自由词相结合的方式。

（四）文献筛选与资料提取

将检索得到的研究题录导入 Note Express 3.2.0 文献管理软件，运用 Note Express 自动查重功能并结合手工进行查重，通过阅读标题和摘要，排除明显不符合纳入标准的研究，其余研究阅读全文后进行判断。筛选后，设计 Excel 表进行资料提取，提取内容包括：①纳入研究的基本信息，包括标题、第一作者、发表杂志、作者单位等。②研究对象的基线特征，包括人口学特征（如年龄、性别等），以及临床特征（如病程、中医证候等）。③干预措施，包括用药的名称、剂量、疗程等。④评价指标，包括测量方法、时间点等。2 位研究者独自筛选和提取相应信息，并将结果进行交叉核对，如有分歧通过讨论或请第三方协助解决。

二、结果

（一）文献检索结果

初检共获得文献 387 篇,经过逐层筛选,最终纳入 44 个 RCTs(图 5－2)。

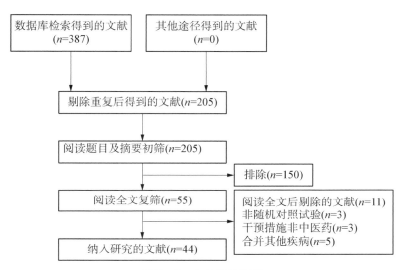

图 5－2　文献筛选流程

（二）纳入研究基本信息

44 个 RCTs 共包含 4 077 例患者,其中试验组 2 052 例,对照组 2 025 例,单个研究的样本量从 38 至 200 不等,平均为 93 例。35 个研究(79.55%)报告了病程,其中 6 个研究报告的病程未分试验组与对照组。8 个研究(18.18%)报告了中医证型,可分为 4 类,分别为邪毒侵心、气阴两虚、热毒瘀血、心阳不振。干预措施分为汤剂和中成药:其中汤剂有 22 个研究(50%),汤剂联合中药注射剂和口服制剂各 1 个研究;中药注射剂 11 个研究(25%),口服制剂 6 个研究(13.64%),余下 3 个研究(6.82%)为注射剂联合口服制剂。除了两个研究未报告具体疗程,余下 42 个研究(95.45%)均对试验疗程进行了描述。疗程跨度为 1 周～3 个月,具体分布为:≤2 周共 13 个研究(30.95%);2 周～1 个月共 23 个研究(54.76%);≥1 个月共 6 个研究(14.29%)。

（三）评价指标

1. 指标域

纳入研究共采用 66 种评价指标,单个研究评价指标最少为 1 个,最多为 16 个,平均每个研究的评价指标数量为 6 个。以指标的功能属性为依据，将纳入研究的评价指标从中医症状/证候、症状体征、理化检测、远期预后、生活质量、经济学评估和安全性事件 7 个域进行归类（图 5-3）。

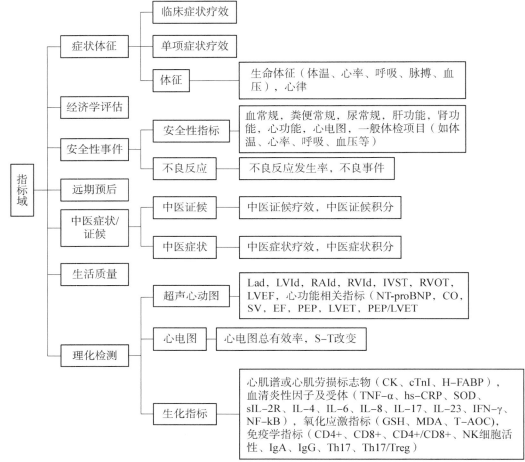

注：Lad：左心房内径；LVId：左心室内径；RAId：右心房内径；RVId：右心室内径；IVST：室间隔厚度；RVOT：右室流出道；LVEF：左心室射血分数；NT-proBNP：氨基末端脑钠肽前体；CO：心输出量；SV：每搏输出量；EF：射血分数；PEP：射血前期；LVET：左心室射血时间；CK：肌酸激酶；cTnI：心肌肌钙蛋白 I；H-FABP：心肌型脂肪酸结合蛋白；TNF-α：肿瘤坏死因子-α；hs-CRP：超敏 C 反应蛋白；SOD：超氧化物歧化酶；sIL-2R：可溶性白细胞介素-2 受体；IL-4：白细胞介素-4；IL-6：白细胞介素-6；IL-8：白细胞介素-8；IL-17：白细胞介素-17；IL-23：白细胞介素-23；IFN-γ：干扰素 γ；NF-kB：核因子-kB；GSH：谷胱甘肽；MDA：丙二醛；T-AOC：总抗氧化能力；CD4+：T 辅助淋巴细胞；CD8+：细胞毒性 T 细胞；IgA：免疫球蛋白 A；IgG：免疫球蛋白 G；Th17：辅助性 T 细胞 17；Treg：调节性 T 细胞。

图 5-3　中药治疗病毒性心肌炎临床研究指标分类

2. 指标频次

排名前 15 位的评价指标依次为临床疗效、肌酸激酶同工酶（CK-MB）、乳酸脱氢酶（LDH）、肌酸激酶（CK）、不良反应、心肌肌钙蛋白 I（cTnI）、谷草转氨酶（AST）、心电图疗效、肿瘤坏死因子 α（TNF-α）、中医证候积分、超氧化物歧化酶（SOD）、丙二醛（MDA）、白细胞介素-6(IL-6)、左心射血分数(LVEF)、白细胞介素-17(IL-17),详见表5-4。

表5-4　使用率排前15位的评价指标

序号	指标名称	频次(%)
1	临床疗效	39(88.64)
2	肌酸激酶同工酶(CK-MB)	25(56.82)
3	乳酸脱氢酶(LDH)	17(38.64)
4	肌酸激酶(CK)	16(36.36)
5	不良反应	12(27.27)
6	心肌肌钙蛋白Ⅰ(cTnI)	10(22.73)
7	谷草转氨酶(AST)	8(18.18)
8	心电图疗效	7(15.91)
9	肿瘤坏死因子α(TNF-α)	6(13.64)
10	中医证候积分	5(11.36)
11	超氧化物歧化酶(SOD)	5(11.36)
12	丙二醛(MDA)	5(11.36)
13	白细胞介素-6(IL-6)	5(11.36)
14	左心射血分数(LVEF)	4(9.09)
15	白细胞介素-17(IL-17)	4(9.09)

在指标选择时,52.27%的研究同时选择了临床疗效和肌酸激酶同工酶2个指标;27.27%的研究选择了临床疗效、肌酸激酶同工酶、乳酸脱氢酶3个指标;20.45%的研究同时选择临床疗效、肌酸激酶同工酶、乳酸脱氢酶、肌酸激酶4个指标;9.09%的研究同时使用临床疗效、肌酸激酶同工酶、乳酸脱氢酶、肌酸激酶、不良反应5个指标;同时使用6个及以上结局指标的研究有5项,详见表5-5。

表5-5　指标组合使用情况

指标组合使用情况	频次
2个指标同时使用	
临床疗效,肌酸激酶同工酶	23
临床疗效,乳酸脱氢酶	14
临床疗效,肌酸激酶	14
肌酸激酶同工酶,乳酸脱氢酶	14
乳酸脱氢酶,肌酸激酶	14
肌酸激酶同工酶,肌酸激酶	13
临床疗效,不良反应	11

（续表）

指标组合使用情况	频次
临床疗效,心肌肌钙蛋白 I	10
肌酸激酶同工酶,不良反应	10
临床疗效,谷草转氨酶	8
肌酸激酶同工酶,心肌肌钙蛋白 I	8
肌酸激酶,不良反应	8
3 个指标同时使用	
临床疗效,肌酸激酶同工酶,乳酸脱氢酶	12
临床疗效,肌酸激酶同工酶,肌酸激酶	11
肌酸激酶同工酶,乳酸脱氢酶,肌酸激酶	11
临床疗效,肌酸激酶同工酶,不良反应	9
临床疗效,肌酸激酶同工酶,心肌肌钙蛋白 I	8
肌酸激酶同工酶,乳酸脱氢酶,不良反应	6
乳酸脱氢酶,肌酸激酶,不良反应	6
乳酸脱氢酶,肌酸激酶,谷草转氨酶	6
临床疗效,肌酸激酶同工酶,谷草转氨酶	5
临床疗效,肌酸激酶同工酶,心电图疗效	5
4 个指标同时使用	
临床疗效,肌酸激酶同工酶,乳酸脱氢酶,肌酸激酶	9
临床疗效,肌酸激酶同工酶,乳酸脱氢酶,不良反应	5
临床疗效,肌酸激酶同工酶,乳酸脱氢酶,谷草转氨酶	5
肌酸激酶同工酶,乳酸脱氢酶,肌酸激酶,不良反应	5
肌酸激酶同工酶,乳酸脱氢酶,肌酸激酶,谷草转氨酶	4
乳酸脱氢酶,肌酸激酶,不良反应,谷草转氨酶	4
临床疗效,肌酸激酶同工酶,乳酸脱氢酶,心肌肌钙蛋白 I	3
肌酸激酶同工酶,乳酸脱氢酶,肌酸激酶,心肌肌钙蛋白 I	3
5 个指标同时使用	
临床疗效,肌酸激酶同工酶,乳酸脱氢酶,肌酸激酶,不良反应	4
临床疗效,肌酸激酶同工酶,乳酸脱氢酶,肌酸激酶,谷草转氨酶	3
临床疗效,肌酸激酶同工酶,乳酸脱氢酶,肌酸激酶,肿瘤坏死因子 α	3
肌酸激酶同工酶,乳酸脱氢酶,肌酸激酶,不良反应,谷草转氨酶	3
6 个指标同时使用	
临床疗效,肌酸激酶同工酶,乳酸脱氢酶,肌酸激酶,不良反应,谷草转氨酶	3
临床疗效,肌酸激酶同工酶,乳酸脱氢酶,肌酸激酶,不良反应,丙二醛	2

3. 测量时点

排除安全性事件指标域中不良反应与安全性分析 2 个结局指标,频次排列前 5 位的指标测量时间点如表 5 - 6。

表 5-6　频次排列前 5 位的指标测量时点统计

测量时点	频次
临床疗效	
治疗 1 周后	1
治疗 2 周后	10
治疗 15 日后	3
治疗 20 日后	2
治疗 3 周后	1
治疗 4 周后	7
治疗 1 个月后	8
治疗 8 周后	3
治疗 3 个月后	2
肌酸激酶同工酶	
治疗 1 周后	1
治疗 15 日后	1
治疗 20 日后	2
治疗 2 周后	6
治疗 3 周后	1
治疗 4 周后	4
治疗 1 个月后	7
治疗 8 周后	2
治疗 3 个月后	1
乳酸脱氢酶	
治疗 2 周后	5
治疗 15 日后	1
治疗 20 日后	1
治疗 3 周后	1
治疗 4 周后	3
治疗 1 个月后	3
治疗 8 周后	1
治疗 3 个月后	2
肌酸激酶	
治疗 2 周后	5
治疗 15 日后	1
治疗 20 日后	1
治疗 4 周后	2
治疗 1 个月后	3
治疗 8 周后	2
治疗 3 个月后	2
心肌肌钙蛋白 I	
治疗 2 周后	4
治疗 20 日后	1
治疗 4 周后	1
治疗 30 日后	1
治疗 8 周后	2
治疗 3 个月后	1

（1）临床疗效：除去两个研究未报告临床疗效具体评价时点，余下 37 个研究报告的评价时点有 9 个，其中 27.03％的研究测量时点在治疗 2 周后，21.62％的研究测量时点在治疗 1 个月后。

（2）肌酸激酶同工酶：25 个研究的评价时点共 9 个，其中 28％的研究测量时点在治疗 1 个月后，其次为治疗 2 周后（24％）。

（3）乳酸脱氢酶：共 8 个测量时点，29.41％的研究在治疗 2 周后，其次为治疗 4 周后和治疗 1 个月后各占 17.65％。

（4）肌酸激酶：16 个研究共报告 7 个测量时点，31.25％的研究测量时点在治疗 2 周后，其次为治疗 1 个月后（18.75％）。

（5）心肌肌钙蛋白 I：10 个研究共报告 6 个测量时点，占比最多的为治疗 2 周后（40％）。

三、结论

通过对 2018 年中药治疗 VMC 临床随机对照试验的评价指标梳理可以发现，指标存在差异大、不规范、缺少中医特色指标等问题。纳入 44 篇 VMC 研究的评价指标数量共 66 种，单个研究指标的选择有 1～16 个不等，排序前五的评价指标测量时点有 6～9 个不等，2 个指标同时组合使用最多的也只有 23 篇（52.27％），这些数据真实地反映了 VMC 临床研究的指标在数量选择、测量时点、组合选择方面均存在较大差异。指标的差异性使得数据合并分析存在问题，降低了临床研究的价值。从前期数据提取阶段发现，纳入研究报告最多的评价指标为临床疗效，共 39 篇（88.64％）研究报告，但临床疗效的判定标准不一致，存在较多自拟标准，指标的规范化研究需要进一步加强。在对评价指标频次排序中发现，使用频次靠前的 15 个指标中，中医特色指标只有中医证候积分，且仅有 5 篇研究（11.36％）报告，体现出中医药特色指标的缺乏。此外，指标也存在不实用的问题，从指标域图中可以发现，实验室的生物学指标应用较多，但不能反映出治疗给患者带来的获益或远期疗效，具有临床价值的指标，如生活质量、远期预后等均未使用。

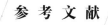

参 考 文 献

［1］ 王虎城，王可仪，张明妍，等. 中医药治疗病毒性心肌炎临床研究指标分析［J］. 天津中医药，2020，（8）：905 - 912.

中医药治疗缓慢型心律失常临床研究评价指标分析

通过对 2017—2018 年发表的中医药治疗缓慢型心律失常（brady arrhythmia，BA）的随机对照临床试验（RCT）进行全面检索，收集相关评价指标并分析存在的问题，旨在为缓慢型心律失常的中医药临床研究的评价指标选取提供参考，并为构建适用于缓慢型心律失常的中医药临床研究的核心指标集奠定基础。[1]

一、资料与方法

（一）纳入标准

研究类型：随机对照试验（RCT）。

研究对象：纳入受试者符合 BA 诊断标准，患者性别、年龄、病程等无限制。

干预措施：试验组采用中医药相关疗法，包括中药方剂、中成药、中药注射剂、针灸及中西医结合治疗等；对照组干预措施不做限制。

评价指标：纳入研究采用的所有评价指标。

（二）排除标准

会议论文、重复发表的文献；干预措施为非中医药相关疗法的研究；数据资料报告不全且无法获取的研究；非缓慢型心律失常或缓慢型心律失常伴其他合并症的研究。

（三）文献检索

以"心律失常""心动过缓""病窦综合征""传导阻滞"等为关键词分别检索中医药临床证据数据库（EVDS）、中国期刊全文数据库（CNKI）、维普数据库（VIP）、万方数据库（WanFang Data）、中国生物医学文献数据库（SinoMed）、PubMed 和 Cochrane Library，检索时限为 2017 年 1 月 1 日至 2018 年 12 月 31 日。以 CNKI 为例，检索式：SU＝（"心律失常"＋"传导阻滞"＋"心动过缓"＋"病窦综合征"）AND FT＝"随机"。

（四）文献筛选与资料提取

由 2 名研究者独立进行文献筛选和资料提取。通过 Note Express 去除重复文献，并进行手工查重；根据已制定的纳入和排除标准，阅读文献题目和摘要，排除明显不符合纳入标准的文献，而后对文献进行全文获取和阅读，进一步排除不符合纳入标准或有排除理由的文献。采用预先制定的资料提取表对纳入的研究进行资料提取,内容包括纳入研究基本信息、患者基本信息、患者疾病基线情况、干预/对照措施及疗程、结局指标及测量方法、时间点等。结果交叉核对,如遇分歧即通过讨论或咨询第三方解决。

二、结果

(一) 文献检索结果

初步检索得到相关文献 18 331 篇,经逐层筛选后,最终纳入 71 个研究,均为中文文献(图 5 - 4)。

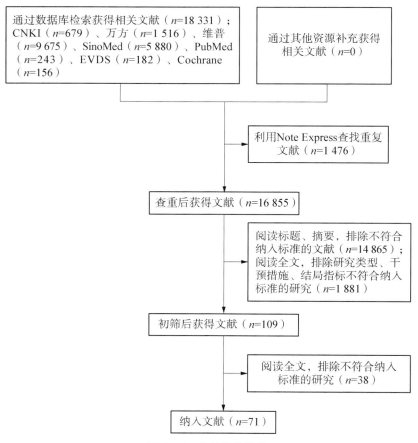

图 5 - 4　文献筛选流程

(二) 纳入研究的基本信息

71 个 RCTs 中共包含 6 134 位患者,试验组 3 118 例,对照组 3 016 例,年龄从 16～87 岁。样本量大小为 40～280,平均每项研究的样本量为 86 例。报告病程的研究有 35 个

(49.30％),具体病程为 4 日～20 年,36 个研究未报告病程。23 个(32.39％)研究报告了中医证型,涉及 15 种证型,共 3 大类:其中虚证类最多,出现 18 次;虚实夹杂类、实证类相对较少,分别出现 7 次和 6 次。具体证型中,心肾阳虚证出现频次最多,为 10 次。除 5 项研究外,其余研究均报告了所使用的具体中医药干预措施,共涉及 49 种中医药相关干预措施,可分为 4 大类,分别是:中药方剂(29 种)、口服中成药(11 种)、中药注射剂(5 种)、针灸及穴位敷贴(4 种)。除 4 个研究未报告疗程相关信息,其余 67 个 RCT 报告了疗程。疗程跨度为 5 日～3 个月,其中疗程≤2 周的研究有 3 个(4.48％);疗程在 2～4 周之间的研究有 23 个(34.33％);疗程在 4～8 周之间的研究有 27 个(40.30％);疗程在 8 周～3 个月之间的研究有 14 个(20.90％)。

(三) 评价指标

1. 指标域

纳入研究共采用 65 个评价指标,单个研究指标数量最少为 1 个,最多达 23 个,平均每个研究评价指标的数量为 4.07 个。以指标的功能属性为依据,将所收集的评价指标分成 7 类,分别是:中医症状/证候、症状体征、理化检测、远期预后、安全性事件、经济学评估和生活质量(图 5-5)。其中,症状体征类的指标被使用次数最多,达 162 次(56.06％);其次为理化检测类的指标,被使用频次为 68 次(23.53％),其余类别的指标被使用频次均不足 30 次。

2. 指标频次

采用的 65 个评价指标中,定量指标为 46 个(70.77％),定性指标为 19 个(29.23％)。排前 14 位的评价指标依次为:心率变化(52 次,17.99％)、临床疗效(51 次,17.65％)、不良反应(22 次,7.61％)、最慢心律(22 次,7.61％)、中医证候积分(16 次,5.54％)、中医证候疗效(10 次,3.46％)、24 h 动态心电图平均心率(9 次,3.11％)、最快心率(8 次,2.77％)、心电图疗效(8 次,2.77％)、24 h 动态心电图总心率(7 次,2.42％)、24 h 动态心电图最慢心率(7 次,2.42％)、安全性指标(6 次,2.08％)、24 h 动态心电图疗效(6 次,2.08％)、症状改善疗效(6 次,2.08％),其他指标的使用频次≤3 次。(表 5-7)

3. 测量时点

排除安全性事件指标域中不良反应与安全性分析 2 个评价指标,频次排列前 5 位的指标测量时间点如下。

(1) 心率变化:52 个研究测量时间点有 14 个,50％的研究分别在治疗 4～8 周后对患者心率进行测量;最长的测量时点在治疗 3 个月后(2 个研究,3.85％);1 个研究在停药 1 周后对患者心率进行再次测量。

(2) 临床疗效:51 个研究测量时间点有 12 个,超过 60％的研究分别在治疗 2～8 周后评估患者的临床疗效;其余测量时点的研究均小于 5 个。

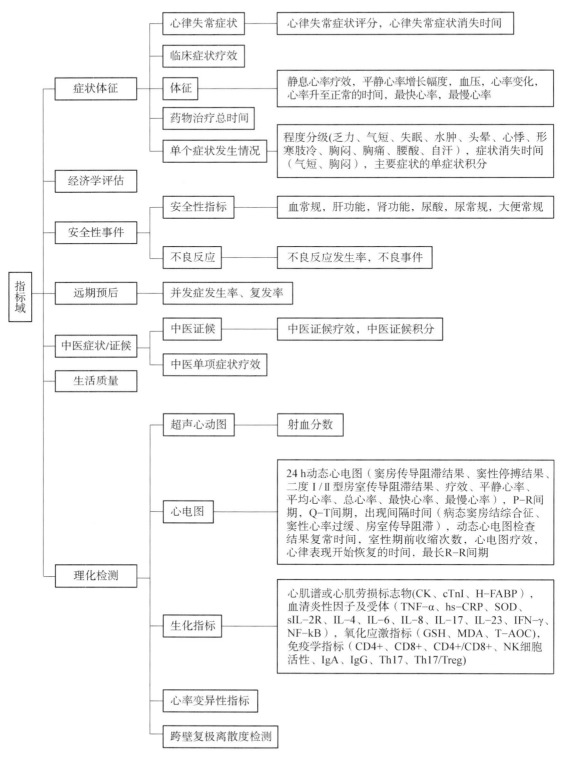

图 5 - 5 中医药治疗缓慢型心律失常临床研究指标分类

表 5‑7　使用频次≥2 次的评价指标排序

序号	指标名称	频次
1	心率变化	52
2	临床疗效	51
3	不良反应	22
4	最慢心率	22
5	中医证候积分	16
6	中医证候疗效	10
7	24 h 动态心电图平均心率	9
8	最快心率	8
9	心电图疗效	8
10	24 h 动态心电图总心率	7
11	24 h 动态心电图最慢心率	7
12	安全性指标	6
13	24 h 动态心电图疗效	6
14	症状改善疗效	6
15	24 h 动态心电图最快心率	3
16	心率变异性指标	3
17	射血分数	2
18	最长 R‑R 间期	2
19	中医单项症状疗效	2
20	药物治疗总时间	2

（3）最慢心率：22 个研究均报告了测量时点，以治疗 4～8 周后居多。

（4）中医证候积分：16 个研究均报告了测量时点，治疗 4～8 周后测量的研究较多。

（5）中医证候疗效：10 个研究均报告了测量时点，治疗 0～4 周后和治疗 4～8 周后测量的研究均较多。（表 5‑8）

三、结论

本研究基于已发表的 71 个中医药治疗缓慢型心律失常的随机对照试验，运用文献计量学方法对其采用的评价指标进行分析，发现这些研究中采用的评价指标存在选择不规范、

表5-8　频次排列前5位的指标测量时点统计

测量时点	频次
心率变化	
治疗0～2周后	2
治疗2～4周后	16
治疗4～8周后	26
治疗8～12周后	7
治疗≥3个月后	2
停药1周后	1
不详	1
临床疗效	
治疗0～2周后	3
治疗2周～4周后	15
治疗4周～8周后	18
治疗8周～12周后	5
治疗≥3个月后	1
不详	9
最慢心率	
治疗0～4周后	7
治疗4～8周后	11
治疗8～12周后	3
治疗≥3个月后	1
中医证候积分	
治疗0～4周后	5
治疗4～8周后	7
治疗8～12周后	3
治疗≥3个月后	1
中医证候疗效	
治疗0～4周后	4
治疗4～8周后	4
治疗8～12周后	2

缺乏参考标准,指标种类繁多、指标名称表述不规范,指标的测量方法、测量时点及评估方式不统一等问题。

从指标域层面分析,纳入研究所采用的评价指标涉及5个指标域,其中症状体征类、理化检测类采用率最高;而远期预后、生活质量等指标较少采用;药物经济学评估指标未被采用。

　　纳入的 71 个研究所采用的评价指标共 289 个,涉及 65 种,表明当前中医药治疗缓慢型心律失常的随机对照试验的指标缺乏统一标准,各研究间参差不齐。单个研究指标最少为 1 个,最多达 23 个,提示各研究采用评价指标的数量差异性较大;一些不实用、不重要、不共识的指标使用,不能回答临床关切的问题,造成研究浪费。

　　从频次排列前 5 位的指标测量时间点层面进行分析,相同指标测量时点较多。如心率变化、临床疗效 2 个指标的测量时点超过 10 个。同一指标的测量时间差异大,最短的为治疗 5 日后,最长则为治疗 3 个月后。此外,相同指标的测量和评价采用不同的标准,导致虽然指标名称相同,但代表的临床意义却不相同,影响研究数据的转化利用。

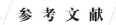

参 考 文 献

[1]　胡海殷,季昭臣,李楠,等.中医药治疗缓慢型心律失常随机对照临床试验采用的评价指标及问题分析[J].天津中医药,2020,(4):414 - 421.

第四节

中药治疗慢性心力衰竭临床研究评价指标分析

　　慢性心力衰竭(chronic heart failure,CHF)是各种心脏疾病的终末阶段,发病率高,最常见于老年人。中医药对 CHF 的各个分期治疗具有一定的优势,但需要通过对相关指标的测量和分析来体现。选择科学合理的评价指标不仅可用于评估干预措施的效果、预测疾病对患者的影响,也可以支持循证临床医疗决策,减少研究资源的浪费。本研究以中医药治疗 CHF 为样本,对 2018 年发表的中医药治疗 CHF 随机对照临床试验(RCT)进行分析,收集统计相关评价指标并分析存在的问题,为构建中医药治疗慢性心力衰竭核心指标集(COS - CHF)提供依据。[1]

一、资料与方法

(一) 纳入与排除标准

　　研究类型:临床随机对照试验(RCT)。

　　研究对象:明确纳入符合慢性心力衰竭诊断的患者。排除其他疾病或合并其他疾病的研究。

　　干预措施:中药相关疗法,包括中药方剂(汤剂、颗粒剂、膏剂)与中成药(包括注射液),

可单独使用中医药或中医药加西医治疗。排除以针灸、推拿、穴位敷贴等为干预措施的研究。对照组措施：不做限制。

评价指标：纳入研究中采用的所有指标。

（二）文献检索

计算机检索 CNKI、WanFang Data、VIP、SinoMed、PubMed、Cochrane Library、Embase 和 Web of Science 等 8 个数据库。文献发表日期限定为 2018 年。检索采用主题词与自由词相结合的方式检索。中文库检索词：心衰，心力衰竭，临床试验，临床研究，临床观察，临床评价，临床调查，随机对照试验，中医，中药。英文库检索词：heart failure, cardiac failure, heart decompensation, right sided heart failure, myocardial failure, left sided heart failure, congestive heart failure, chinese medicine, traditional chinese medicine, herbal medicine, zhongyi, zhongyao, 限制"article type：clinical trial"。

（三）文献筛选与资料提取

由 2 名研究者根据标题和摘要筛选研究，并按照纳入和排除标准对相关研究进行评估，如有分歧，经讨论或咨询第三方协商解决。通过审查纳入研究后，两名研究者独立进行资料提取，并交叉检查数据。资料提取采用预先设计的 Access 表格，提取信息主要包括：①文题、第一作者名称、发表年份。②研究对象的人口学特征以及临床特征（如病程、疾病严重程度、西医诊断标准、中医证候、中医诊断标准等）。③干预措施信息包括药物名称、给药方式、疗程、频次、用量等。④评价指标信息包括测量方法、时间点、指标的属性、疗效判断标准等。⑤安全性指标，包括不良反应、不良事件等。

二、结果

（一）文献检索结果

初检共获得 1 289 篇相关文献。根据纳入排除标准，经阅读全文复筛后最终纳入 157 个 RCTs，其中 155 篇为中文文献，2 篇为英文文献（图 5 - 6）。

（二）纳入研究基本信息

157 个 RCTs 中共包含 17 459 位患者，年龄从 30～86 岁。样本量大小为 40～1 125，平均每项研究的样本量为 111 例。报告病程的研究有 86 项（86/157,54.8%），71 个研究未报告病程。具体病程为 1 个月至 26 年。共有 100 项（100/157,63.7%）研究说明了 CHF 的严重程度，57 个研究未报告严重程度。其中 92 项（92/100,92%）以美国纽约心脏病学会（New York Heart Association，NYHA）心功能分级（Ⅰ～Ⅳ级）报告严重程度，

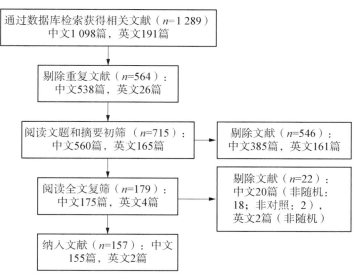

图 5-6 文献筛选流程

分别有Ⅰ~Ⅳ级(3 项)、Ⅰ~Ⅲ级(3 项)、Ⅱ~Ⅲ级(34 项)、Ⅱ~Ⅳ级(46 项)、Ⅲ~Ⅳ级(6 项);28 项以左室射血分数比值(left ventricular ejection fraction,LVEF)描述严重程度。

89 个(56.7%)研究报告了中医证型,分为虚证(23 项)、虚实夹杂证(62 项)、实证(6 项)3 大类。气虚血瘀型(19/89,21.3%)、阳气虚型(14/89,15.7%)、阳虚水泛型(12/89,13.5%)为 CHF 最常见的 3 个中医证型。

干预措施为中药方剂和中成药,分别有 114 个 RCTs 给予中药方剂(96 个为汤剂,16 个为颗粒剂,2 个为膏剂)、39 个 RCTs 给予中成药(22 个为口服制剂,17 个为注射液)、4 项同时给予两种剂型(汤剂+注射液,口服中成药+汤剂,汤剂+中成药粉剂)。除 4 项研究未报告疗程相关信息,其余 153 项 RCT 研究均对试验疗程进行描述。疗程跨度为 7 日至 6 个月,具体分布为:≤2 周有 30 个(19.6%);2~4 周有 59 个(38.6%);1~2 个月有 31 个(20.3%);2~6 个月有 33 个(21.6%)。

(三) 评价指标

1. 指标域

将提取的指标名称进行规范化、统一化处理,在保证原意不变的情况下进行规范表述,并进行指标域归类划分。如体温、心率、呼吸方式、呼吸频率、脉搏、血压可统一划归为"生命体征";如将心衰症状疗效、心衰总疗效、心衰积分、Lee 氏心衰计分、心力衰竭症状积分、NYHA 心功能疗效分级归为"心衰疗效";如 ST-T 改变、动态心电图、心电图疗效归为"心电图指标"。经规范及剔除重复性指标后,将 138 个指标最终规范为 97 个指标,以指标的功能属性为依据,按照中医证候/症状、症状体征、理化检测、生活质量、远期预后、安全性事件和经济学评估 7 个域进行归类(图 5 - 7)。

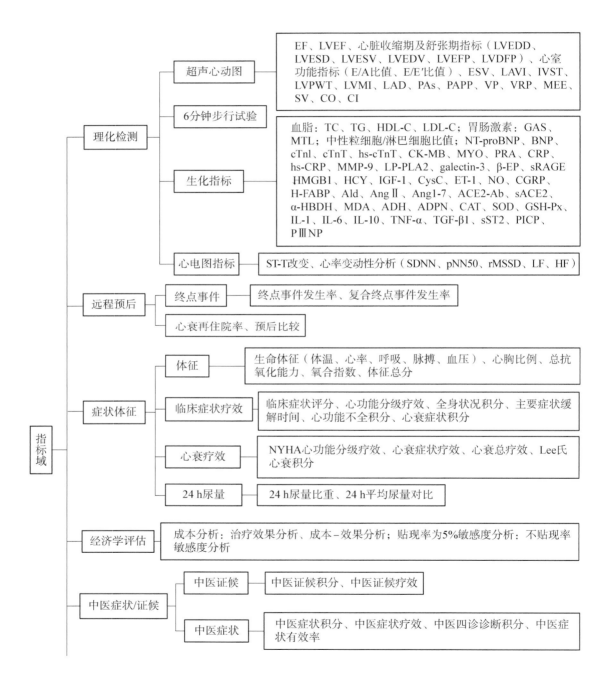

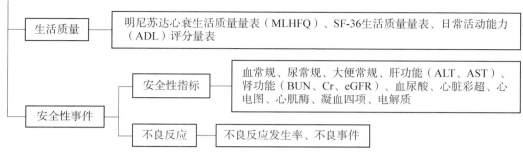

图5-7 中药治疗慢性心力衰竭临床评价指标分类

注：EF：射血分数；LVEF：左心室射血分数；LVEDD：左心室舒张末期内径；LVESD：左心室收缩末内径；LVESV：左心室收缩末期容积；LVEDV：左心室舒张末期容积；LVEFP：左心室收缩充盈模式；LVDFP：左心室舒张充盈模式；ESV：心脏收缩末期；LAVI：左房容积指数；IVST：室间隔厚度；LVPWT：左室后壁厚度；LVMI：左心室质量指数；LAD：左前降支；PAs：PA间隔；PAPP：肺动脉脉压；VP：P波电压；VRP：心室不应期；MEE：心肌能量消耗；SV：每搏量；CO：心脏输出量；CI：心脏指数；TC：总胆固醇；TG：甘油三酯；HDL-C：高密度脂蛋白；LDL-C：低密度脂蛋白；GAS：胃泌素；MTL：胃动素；NT-proBNP：氮端原生B型利钠蛋白链；BNP：B型利钠蛋白链；cTnI、cTnT：肌钙蛋白；hs-cTnT：高敏感性心肌旋转蛋白；CK-MB：肌酸激酶同工酶；MYO：肌红蛋白；PRA：群体反应性抗体；CRP：C反应蛋白；hs-CRP：超敏C反应蛋白；MMP-9：基质金属蛋白酶9；LP-PLA2：脂蛋白相关磷脂酶A2；galectin-3：半乳糖凝集素-3；β-EP：β内啡肽；sRAGE：可溶性糖化终产物受体；HMGB1：高迁移率族蛋白B1；HCY：血同型半胱氨酸；IGF-1：类胰岛素生长因子-1；CysC：胱抑素C；ET-1：内皮缩血管肽-1；NO：一氧化氮；CGRP：降钙素基因相关肽；H-FABP：心脏型脂肪酸结合蛋白；Ald：醛固酮；AngⅡ：血管生成素Ⅱ；Ang1-7：血管收缩素1-7；ACE2-Ab：血管紧张素转化酶2抗体；sACE2：可溶化血管紧张素转化酶2；α-HBDH：α-羟丁酸脱氢酶；MDA：丙二醛；ADH：乙醇脱氢酶；ADPN：脂联素；CAT：过氧化氢酶；SOD：超氧化物岐化酶；GSH-Px：谷胱甘肽过氧化物酶；IL-1、IL-6、IL-10：白介素；TNF-α：肿瘤坏死因子α；TGF-β1：转化生子因子β1；sST2：可溶性ST2；PICP：Ⅰ型前胶原羧基端前肽；PⅢNP：氨基末端Ⅲ型胶原前肽；SDNN：正常窦性心搏间期之标准差；pNN50：相邻正常心跳间期差值超过50mm的比例；rMSSD：正常心跳间期差值平方和的均方根；LF：低频功率；HF：高频功率。

2. 指标频次

纳入的157项研究共报告138个评价指标，单个研究指标数量最少为1个，最多达13个，平均每个研究评价指标的数量为6个，有61项研究（38.9%）采用≥7个指标。仅有1项研究（英文）按照主要与次要指标来报告。2个研究报告远期预后指标（终点事件、心衰再住院率）和1个研究报告经济学评估指标（成本分析、治疗效果分析、成本-效果分析、贴现率分析、不贴现率分析）。

根据指标采用的频次进行排序，前15位的评价指标依次为：超声心动图、临床疗效、NT-proBNP/BNP、不良反应、6分钟步行试验、心功能（分级）疗效、中医证候积分、中医证候疗效、生活质量评分量表、心衰（计分）疗效、生命体征、C反应蛋白（CRP）、中医症状积分、肿瘤坏死因子α（TNF-α）、白细胞介素6（IL-6）。在118项研究（75.2%）应用超声心动图指标中，测量射血分数（LVEF、EF）共有111项，测量心脏重构指标（LVEDD、LVESD、LVESV、LVST等）及血流动力学（E/A、SV、CO、CI等）则有83项。（表5-9）

表 5-9 使用率排前 15 位的慢性心衰疗效评价指标

序号	指标名称	频次(%)
1	超声心动图	118(75.2)
2	临床疗效	96(61.1)
3	NT-proBNP/BNP	93(59.2)
4	不良反应	55(35.0)
5	6 分钟步行试验	46(29.3)
6	心功能(分级)疗效	40(25.5)
7	中医证候积分	28(17.8)
8	中医证候疗效	28(17.8)
9	生活质量量表	22(14.0)
10	心衰(计分)疗效	17(10.8)
11	生命体征	12(7.6)
12	CRP	12(7.6)
13	中医症状积分	7(4.5)
14	TNF-α	7(4.5)
15	IL-6	6(3.8)

3. 指标组合使用情况

在 157 项研究中,有 152 个研究同时使用 2～11 个指标。2～5 个指标同时使用的组合如下:80 项研究(51.0%)同时使用超声心动图、临床疗效 2 个指标;51 项研究(32.5%)同时使用超声心动图、临床疗效、NT-proBNP/BNP 3 个指标;15 项研究(9.6%)同时使用超声心动图、临床疗效、NT-proBNP/BNP、6 分钟步行试验 4 个指标;4 项研究选用超声心动图、临床疗效、NT-proBNP/BNP、6 分钟步行试验、生活质量评分量表 5 个指标;4 项研究用超声心动图、NT-proBNP/BNP、6 分钟步行试验、心功能(分级)疗效、生活质量评分量表 5 个指标。(表 5-10)

表 5-10 有效性指标组合使用情况

指标名称	频次(%)
2 个指标同时使用	
超声心动图、临床疗效	80(51.0)
超声心动图、NT-proBNP/BNP	79(50.3)
临床疗效、NT-proBNP/BNP	58(36.9)

（续表）

指标名称	频次（%）
3 个指标同时使用	
超声心动图、临床疗效、NT－proBNP/BNP	51(32.5)
超声心动图、NT－proBNP/BNP、6 分钟步行试验	25(15.9)
超声心动图、临床疗效、6 分钟步行试验	23(14.6)
4 个指标同时使用	
超声心动图、临床疗效、NT－proBNP/BNP、6 分钟步行试验	15(9.6)
超声心动图、NT－proBNP/BNP、6 分钟步行试验、心功能（分级）疗效	9(5.7)
超声心动图、临床疗效、NT－proBNP/BNP、中医证候积分	7(4.5)
超声心动图、临床疗效、NT－proBNP/BNP、生活质量评分量表	7(4.5)
超声心动图、NT－proBNP/BNP、6 分钟步行试验、生活质量评分量表	7(4.5)
超声心动图、NT－proBNP/BNP、心功能（分级）疗效、中医证候积分	7(4.5)
5 个指标同时使用	
超声心动图、临床疗效、NT－proBNP/BNP、6 分钟步行试验、生活质量评分量表	4(2.5)
超声心动图、NT－proBNP/BNP、6 分钟步行试验、心功能（分级）疗效、生活质量评分量表	4(2.5)
超声心动图、临床疗效、NT－proBNP/BNP、6 分钟步行试验、中医证候疗效	3(1.9)
超声心动图、临床疗效、NT－proBNP/BNP、6 分钟步行试验、心衰（计分）疗效	3(1.9)
超声心动图、临床疗效、NT－proBNP/BNP、6 分钟步行试验、TNF－α	3(1.9)
超声心动图、NT－proBNP/BNP、心功能（分级）疗效、中医证候积分、中医证候疗效	3(1.9)

4. 测量时点

排列前 5 位的有效性指标测量时点为：

（1）超声心动图：118 项研究测量时点有 13 个，其中 40 项研究（33.9%）选择以治疗 4 周后为测量时点，其次为 8 周后（19/118，16.1%）、治疗 2 周后（18/118，15.3%）及治疗 3 个月后（17/118，14.4%）。其中 3 项研究未记录测量时点。

（2）临床疗效：共有 13 个测量时点。在 96 项研究中报告最多的测量时点为治疗 4 周后（38/96，39.6%），其次为治疗 2 周后（21/96，21.9%）。3 项研究测量时点不详。

（3）NT－proBNP/BNP：93 项研究报告时点为 7 日～6 个月，以治疗 4 周后（41/93，44.1%）为最常用的测量时点，其次为治疗 2 周后（16/93，17.2%）及治疗 8 周后（13/93，14.0%）。其中 1 项研究报告需测量治疗 7 日、30 日、60 日后的 NT－proBNP/BNP 指标。

（4）6分钟步行试验：纳入研究均报告了测量时点，为治疗7日～3个月后。其中最多报告为治疗4周后（18/46，39.1%）、其次治疗8周后（10/46，21.7%），其余时点选择较少。

（5）心功能（分级）疗效：纳入研究均报告了测量时点，为治疗10日～4个月后。其中治疗4周后（40%）及治疗8周后（20%）两个测量时点的研究最多。将近95%的研究报告心功能分级依据NYHA的标准。

从指标测量时点数据可以看出，最常用的测量时点为治疗4周后，其次为治疗8周后或2周后。而在以上5个有效性指标的研究，使用治疗≥3个月后的测量时点研究占比<17%（4～17个研究），表明采用远程结局指标研究较少。测量时点多为基线和疗程结束，仅有2个研究设置多个测量时点，其中有1个研究设置了3个测量时点（7日、1个月、2个月后）。

5. 安全性指标

不到一半的研究（23/55，41.8%）明确报告安全性相关指标的具体内容。报告的不良反应，可分为过敏反应、呼吸系统、消化道系统、心脏相关、生化指标相关、症状体征、死亡及疾病复发率。最常见的不良反应有皮疹、消化道反应、恶心或伴呕吐、头晕头痛、咽干干咳。

三、结论

本研究对2018年发表的文献报告的中医药治疗CHF临床疗效评价指标进行整理、分类及统计，发现原始研究中采用的指标存在较多问题。

（一）指标数量差异问题

纳入的157项RCTs中评价指标的数量存在较大差异，单个研究使用的指标少则1个，最多可达13个。采用指标数量≥7个的研究有61项（38.9%）。此外，仅有一项研究明确了主要与次要指标，其余156个研究对主要与次要指标没有明确区分。

（二）指标规范性问题

指标表达不规范，如NYHA心功能分级、射血分数、血流动力学、症状体征等均报告为"心功能疗效"。绝大部分连续性变量被转变为百分率或分类变量报告，如LVEF、心衰疗效（Lee氏心衰计分）、6分钟步行试验、中医证候积分、中医症状积分、临床疗效等连续性变量指标在研究中被转化为等级资料。如"中医症状积分"多分为显效、有效、无效、加重/恶化等不同等级，最后多以总有效率的形式进行描述，判断有效的标准也不统一，甚至有5项研究把心功能（分级）疗效及中医证候积分（连续变量）2个指标混合计算，转为等级的总有效率形式报告结果。这种不规范的数据转换对研究结果解读、数据再应用及同类研究合并分析均造成不利影响。

（三）指标测量时间点问题

本研究纳入的 157 个研究中，3 个研究未对指标测量时间点进行报告，其余研究测量时点大多数是以基线和疗程结束时，有 7 个研究设置随访时间点。指标测量时点多、时间跨度大，如"超声心动图""临床疗效"2 个指标测量时间点多达 13 个，时点跨越度从治疗后 7 日到 6 个月不等，不利于同类研究合并分析。

（四）指标测量方法问题

纳入的研究中，有 91 个研究（58％）未报告指标测量方法，相同指标采用的测量方法也不一致，如测量 NT－proBNP/BNP 的方法有酶联免疫吸附法、化学发光法、免疫发光法、BNP－Triage 仪器等。

（五）指标临床价值问题

纳入研究采用的评价指标主要以中间指标为主，而远期终点事件或心衰再住院率（2 个研究，1.3％）、生活质量（22 个研究，14％）等临床重要指标较少使用。中医药临床试验应注重中医药治疗优势评价。这些研究中，仅有 31 个研究使用中医相关的指标（中医症状积分或疗效、中医证候积分或疗效等），68 个研究（43.3％）未报告中医证型及中医诊断依据，对中医药优势相关指标缺乏重视。

本次文献研究发现原始研究中采用的指标存在诸多问题，如普遍存在指标数量差异大，组合使用随意化，且相同指标测量时点差异明显；连续性变量转成等级资料以百分比率报告，导致数据信息缺失；以理化检查等中间指标为主，缺少生活质量、远期预后及经济性评价指标，缺乏被公认的中医药特色评价指标。因此，需要加快研制中医药治疗慢性心衰临床评价核心指标集。

参 考 文 献

［1］蔡慧姿，张明妍，牛柏寒，等.中医药治疗慢性心力衰竭随机对照临床试验评价指标分析［J］.天津中医药，2020，（11）：1268-1274.

中药治疗不稳定型心绞痛临床研究评价指标分析

本研究通过对中医药治疗不稳定型心绞痛随机对照临床试验（randomized clinical trial，RCT）进行抽样分析，系统分析疗效评价指标使用情况，为同类临床研究设计提供参考，同时找出评价指标存在的问题，为构建中医药治疗不稳定型心绞痛核心指标集奠定基础。[1]

一、资料与方法

（一）纳入与排除标准

纳入标准：①研究类型：RCT。②研究对象：符合不稳定型心绞痛诊断的患者。③干预措施：中成药（口服药物、注射剂）、汤剂（经方、时方、自拟方）等中医药相关疗法，对照措施：不做限制。④评价指标：纳入研究中采用的所有指标。

排除标准：①干预措施为针灸、穴位贴敷、推拿等疗法。②论文摘要、会议论文、学位论文和重复发表的研究。

（二）文献检索

计算机检索中国期刊全文数据库（CNKI）、万方数据库（WanFang Data）、中国生物医学文献数据库（SinoMed）、PubMed、Cochrane Library、Web of Science 和 Embase 数据库。检索时间限定为 2018 年 1 月 1 日至 2018 年 12 月 31 日。

检索式以 CNKI 为例：（SU＝"不稳定型心绞痛"OR SU＝"不稳定性心绞痛"OR SU＝"不稳定心绞痛"OR SU＝"急性冠状动脉功能不全"OR SU＝"冠心病不稳定型心绞痛"）AND（SU＝"中医药"OR SU＝"中药"）AND FT＝"随机"。

（三）文献筛选与资料提取

由 2 名研究者按照纳入排除标准独立筛选文献、提取资料，并交叉核对，如有分歧，经讨论解决或咨询第三方协商解决。提取的信息包括：①标题、第一作者、发表杂志、作者单位等。②研究的特征：例数、病程、中医证型等。③干预措施：药物名称、疗程等。④评价指标名称、测量方法、测量时点。

二、结果

(一) 文献检索结果

初检共获得 1 351 篇文献,根据纳入和排除标准,共纳入 90 篇 RCT,全部为中文文献(图 5 - 8)。

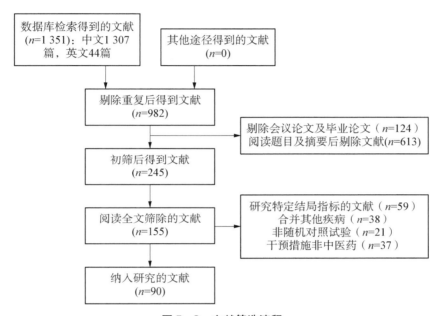

图 5 - 8 文献筛选流程

(二) 纳入研究基本信息

样本量:90 个 RCT 中共纳入 9 778 例患者,单个文献纳入最大样本量为 260 例,最小样本量为 36 例,平均每个 RCT 的样本量为 109 例。

病程:共有 52 个 RCT 报告了病程(52/90,57.8%),病程最长为 10 年,最短为 27 日。

中医证型:共有 17 个 RCT 报告了中医证型(17/90,18.9%),分别为:心脉瘀阻、气虚血瘀、痰热互结、阳虚瘀阻、脾肾阳虚、气滞血瘀、心气虚、痰浊血瘀、气阴两虚、气阴两虚血瘀、痰浊痹阻、阴虚血瘀等 12 个中医证型。

干预措施:干预措施为中成药和汤剂,其中 53 个 RCT 使用了中成药(53/90,58.9%),包括注射剂 27 个(27/53,50.9%),口服中成药 26 个(26/53,49.1%);37 个 RCT 使用了汤剂(37/90,41.1%),其中自拟方 18 个(18/37,48.6%)。

疗程:共有 78 个 RCT 报告了疗程,疗程最短为 10 日,最长为 3 个月。疗程在 15 日及以下的研究 29 项,占 37.2%;16～30 日的 37 个,占 47.4%;31～60 日的研究 10 项,占 12.8%;61～90 日的研究 2 项,占 2.6%。

(三) 评价指标

90 项研究共纳入 119 个评价指标,单项研究指标最少为 1 个,最多为 16 个,平均单个研究使用指标数为 4 个。

1. 指标域

将提取的指标名称做规范化、统一化处理,进行归类和分化:①将整体的指标分化为具体的检查项目,如血脂,分化为三酰甘油、胆固醇、低密度脂蛋白、高密度脂蛋白。这是因为不同的研究虽然同时报告了血脂这一结局指标,但对血脂的检测项目并不一致。②根据原文,在不改变指标含义的同时,对指标名称进行规范表述和归类。如总有效率,研究中有临床疗效、治疗总有效率、临床效果、治疗效果等多种表达方式,统一将其规范为总有效率。这是因为这些结局指标都按照痊愈、有效、无效来计算有效率。

在按照上述方式对指标进行规范后,将指标按照功能属性分为:中医症状/证候、症状体征、理化检测、生活质量、远期预后、经济学评估和安全性事件等 7 个域进行统计(图 5 - 9)。

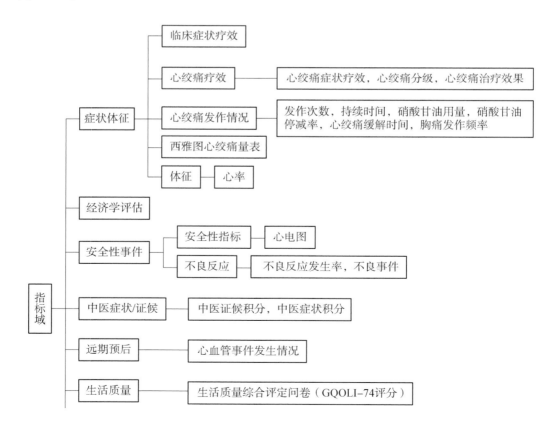

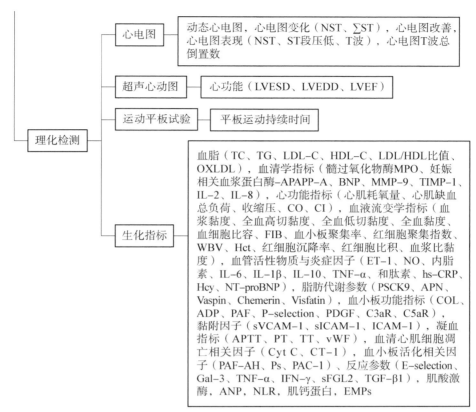

注：LVESD：左心室收缩末期内径；LVEDD：左心室舒张末期内径；LVEF：左心室射血分数；TC：总胆固醇；TG：三酰甘油；LDL－C：低密度脂蛋白；HDL－C：高密度脂蛋白；OXLDL：氧化低密度脂蛋白；BNP：脑钠肽；MMP－9：基质金属蛋白酶9；TIMP－1：基质金属蛋白酶组织抑制因子1；IL－2：白细胞介素－2；IL－8：白细胞介素－8；CO：心脏输出量；CI：心脏指数；FIB：纤维蛋白原；WBV：全血黏度；Hct：血细胞压积；ET－1：人内皮素-1；NO：一氧化氮；IL－6：白细胞介素-6；IL－1β：白介素－1β；IL－10：白细胞介素-10；TNF－α：肿瘤坏死因子－α；hs－CRP：超敏C反应蛋白；Hcy：血同型半胱氨酸；NT－proBNP：氨基末端脑钠肽前体；PSCK9：血清 PSCK9；APN：脂联素；Vaspin：脂肪因子；Chemerin：脂肪因子趋化素；Visfatin：内脂素；COL：胶原；ADP：二磷酸腺苷；PAF：血小板活化因子；P－selection：P选择素；PDGF：血小板源生生长因子；C3aR：补体受体 C3aR；C5aR：补体受体 C5aR；sVCAM－1：可溶性血管细胞黏附分子1；sICAM－1：可溶性细胞间黏附分子1；ICAM－1：细胞间黏附分子1；APTT：活化部分凝血活酶时间；PT：凝血酶原时间；TT：凝血酶时间；vWF：血管性血友病因子；Cyt C：细胞色素C；CT－1：心肌营养素-1；PAF－AH：血小板活化因子乙水解酶；Ps：磷脂酰丝氨酸；PAC－1：血小板激活复合物-1；E－selection：E选择素；Gal－3：半乳糖凝集素-3；TNF－α：肿瘤坏死因子α；IFN－γ：干扰素γ；sFGL2：可溶性纤维介素2；TGF－β1：转化生长因子β；ANP：心钠肽；NLR：中性粒细胞淋巴细胞比值；EMPs：血清内皮微颗粒。

图5－9 中药治疗不稳定型心绞痛临床研究指标分类

2. 指标频次

使用频次排位前15的评价指标分别为总有效率、心绞痛持续时间、心绞痛发作次数、不良反应、心电图疗效、中医症状积分、LDL－C、TC、TG、血浆黏度、HDL－C、测量时点、hs－CRP、LVEF、纤维蛋白原、硝酸甘油用量。有76个研究选择总有效率作为结局指标，其中4项研究仅选择了总有效率作为唯一结局指标。（表5－11）

表 5 - 11　使用率排前 15 位的评价指标

序号	指标名称	频次
1	总有效率	77
2	发作次数	30
3	持续时间	30
4	不良反应	25
5	心电图疗效	20
6	中医症状积分	14
7	LDL - C	13
8	TC	12
9	TG	12
10	血浆黏度	11
11	HDL - C	10
12	hs - CRP	10
13	LVEF	10
14	纤维蛋白原	9
15	硝酸甘油用量	9

3. 测量时点

排除安全性事件指标域中不良反应指标,频次排位前 5 的评价指标测量时点如下:
①总有效率:77 项研究选取总有效率作为评价指标,63 项研究报告了共 9 个测量时点,时间范围从 10 日到 90 日。其余研究未报告测量时点。②心绞痛持续时间:30 项研究选取心绞痛持续时间作为评价指标,23 个研究报告了 7 个测量时点,时间范围从 10 日到 6 周。其余研究未报告测量时点。③心绞痛发作次数:30 项研究选取心绞痛发作次数作为评价指标,25 项研究报告了 9 个测量时点,时间范围从 10 日到 8 周。其余研究未报告测量时点。④心电图疗效:20 项研究全部报告了测量时点,测量时点共 7 个,时间范围从 15～90 日。⑤中医症状积分:14 项研究选取中医症状积分作为评价指标,10 项研究报告了 5 个测量时点,时间范围从 14 日到 8 周。4 项研究未报告测量时点。(表 5 - 12)

表 5 - 12　频次排列前 5 的指标测量时间点

指标名称	频次
总有效率	
治疗 10 日后	2
治疗 15 日后	3
治疗 2 周后	21
治疗 4 周后	21

指标名称	频次
治疗 1 个月后	10
治疗 6 周后	1
治疗 8 周后	2
治疗 60 日后	2
治疗 90 日后	1
不详	6
心绞痛发作次数	
治疗 10 日后	2
治疗 14 日后	7
治疗 15 日后	1
治疗 1 个月后	4
治疗 2 个月后	1
治疗 3 周后	2
治疗 4 周后	5
治疗 6 周后	2
治疗 8 周后	1
不详	5
心绞痛持续时间	
治疗 10 日后	1
治疗 2 周后	11
治疗 4 周后	5
治疗 1 个月后	3
治疗 8 周后	1
治疗 2 个月后	1
治疗 6 周后	1
不详	6
心电图疗效	
治疗 15 日后	2
治疗 1 个月后	2
治疗 2 周后	7
治疗 4 周后	4
治疗 6 周后	1
治疗 8 周后	2
治疗 90 日后	2
中医症状积分	
治疗 14 日后	2
治疗 1 个月后	3
治疗 4 周后	3
治疗 6 周后	1
治疗 8 周后	1
不详	4

4. 指标组合使用情况

指标组合使用存在明显差异。有 26 项研究同时使用心绞痛持续时间、心绞痛发作次数 2 个指标；20 项研究同时使用总有效率、心绞痛持续时间和心绞痛发作次数 3 个指标；有 5 项研究同时使用总有效率、心绞痛持续时间、心绞痛发作次数和不良反应 4 个指标。详见表 5 - 13。

表 5 - 13　指标组合使用情况

指标名称	频次
2 个指标同时使用	
心绞痛持续时间，心绞痛发作次数	26
总有效率，心绞痛持续时间	22
总有效率，不良反应	21
总有效率，心绞痛发作次数	18
总有效率，心电图疗效	12
总有效率，中医症状积分	10
总有效率，LDL - C	9
总有效率，LVEF	9
心绞痛持续时间，不良反应	9
心绞痛发作次数，不良反应	9
总有效率，TC	8
总有效率，血浆黏度	8
总有效率，HDL - C	8
总有效率，TG	7
总有效率，硝酸甘油用量	7
总有效率，纤维蛋白原	6
总有效率，hs - CRP	5
心绞痛持续时间，中医症状积分	5
心绞痛持续时间，心电图疗效	4
心绞痛发作次数，心电图疗效	3
心绞痛持续时间，LDL - C	2
心绞痛持续时间，TG	2
3 个指标同时使用	
总有效率，心绞痛持续时间，心绞痛发作次数	20
总有效率，心绞痛持续时间，不良反应	7
心绞痛持续时间，心绞痛发作次数，不良反应	7
总有效率，心绞痛持续时间，中医症状积分	5
心绞痛持续时间，心绞痛发作次数，中医症状积分	5
总有效率，心绞痛持续时间，心电图疗效	3
心绞痛持续时间，心绞痛发作次数，心电图疗效	3
心绞痛持续时间，心绞痛发作次数，LDL - C	2
心绞痛持续时间，心绞痛发作次数，TC	2
心绞痛持续时间，心绞痛发作次数，TG	2

（续表）

指标名称	频次
心绞痛持续时间,心绞痛发作次数,血浆黏度	2
心绞痛发作次数,不良反应,心电图疗效	2
心绞痛发作次数,不良反应,中医症状积分	1
4 个指标同时使用	
总有效率,心绞痛持续时间,心绞痛发作次数,不良反应	5
总有效率,心绞痛持续时间,心绞痛发作次数,中医症状积分	3
总有效率,心绞痛持续时间,心绞痛发作次数,心电图疗效	2
总有效率,心绞痛持续时间,心绞痛发作次数,LDL - C	1
心绞痛持续时间,心绞痛发作次数,不良反应,中医症状积分	1

三、结论

　　基于已发表的 90 个中药治疗不稳定型心绞痛的 RCTs,统计了各个 RCT 所采用的评价指标及其使用频次,发现指标的选择和使用存在离散度高、随意性大、一致性差、指标命名不规范、多采用中间指标、缺乏远期指标和中医药特色指标等问题,具体包括:

　　（1）指标选择差异性较大,组合随意性大。纳入的 90 篇文献中,使用的指标个数达 119 个,单个文献中使用的指标数最少为 1 个,最多为 16 个。不同研究间同时使用的指标区别较大,同时使用 2 个、3 个或多个指标的情况类型较多,表明存在一定的随意性。

　　（2）指标表达不规范。例如,总有效率在各研究中有临床疗效、临床症状、临床治疗有效率等多种表述。

　　（3）指标缺乏规范的测评标准。例如,文献中最广泛使用的总有效率指标,没有统一规范的计算标准,大多为自拟标准,研究未报告采用哪项症状、体征或者实验室指标进行计算。

　　（4）指标测量时点差异大。例如,30 项研究采用了心绞痛发作次数作为评价指标,有 9 个不同的测量时点,涉及疗程从 10 日到 2 个月,跨度较大。这表明对同一个指标起作用的时点有不同的认识。

　　（5）采用自拟评价指标。多个研究采用自拟指标,但对该类指标的测评标准没有进行描述。

　　（6）缺乏中医药特色。绝大部分研究采用中间指标,缺乏重大终点事件的评价,而且对中医证候/症状、生活质量、远期预后等能够体现中医药特色的结局指标使用较少。

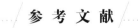

参 考 文 献

［1］王可仪,金鑫瑶,王虎城,等.中医药治疗不稳定型心绞痛临床研究指标分析［J］.天津中医药,2020,
　　（10）: 1150 - 1155.

第六章

中医药核心指标集研究

　　中医药临床研究采用的指标不仅存在不一致、不规范等共性问题，还存在不公认、不重要、不适用的特殊问题。指标不一致导致相似研究不能比较或合并分析；采用自拟、主观指标，导致研究结果得不到认可；随意将计量指标转化为等级资料，用有效率等复合指标来呈现数据，导致研究结果不能为临床决策服务；缺少终点指标和足够长时间随访，导致研究结果不重要；缺乏反映中医药作用价值的特色指标，导致不能科学评价中医药疗效优势。因此，建立中医药临床研究核心指标集可以解决临床研究评价指标存在的诸多问题，对提高中医药临床研究质量具有重要意义。本章对中医药核心指标集研究开展情况进行概述，并介绍已经完成的 COS 研究案例。基于当前的研究现状和问题，提出发展的方向、策略和任务。

第一节

中医药核心指标集(COS - TCM)研究概述

　　中医药的优势在于临床疗效，而疗效需要高质量临床研究证据的支持。随着循证医学的发展，中医药临床研究数量快速增长，研究实施过程质量控制和报告规范也取得了显著进展，也有不少高质量临床研究在国际期刊上发表。但总体研究质量较低，特别是临床疗效评价指标存在突出问题，严重影响临床研究质量和国内外共识，也导致研究资源浪费问题。开展核心指标集研究是解决指标问题的有效途径。

　　早在 2006 年，天津中医药大学张俊华在系统评价研究中发现临床评价指标的不一致、不规范、不重要等问题，开始探索解决问题的思路和方法，开拓中医药核心指标集研究这一新领域[1,2]。2012 年在 COMET 平台注册了中医药领域第 1 个核心指标集研究——稳定型心绞痛中医药临床试验核心指标集研究,开启了核心指标集研究方向。在国家自然科学基金等项目支持下,开展了方法学研究和应用实践,制定了第 1 个中医药领域的核心指标集,陆续建立了一套指标条目产生方法、指标域确定方法、核心指标条目遴选方法、核心指标一致性认定方法等系列技术规范,促进了 COS 在中医药领域的发展[3~5]。

目前国内核心指标集研究主要集中在中医药领域,但数量较少,研究人员分布地域也主要为天津、北京、广州。为促进中国核心指标集研究的发展和应用,天津中医药大学循证医学中心和中国循证医学中心于 2019 年成立中国临床试验核心指标集研究中心(ChiCOS),并建立专门的网站和 COS 研究支持平台。ChiCOS 网站成为 COMET 网站之外的第 2 个 COS 研究注册平台,并提供在线的 Delphi 调查及数据分析功能。2019 年 ChiCOS 中心举办了国内第 1 届核心指标集培训班,促进了 COS 研究方法的普及及相关研究的发展。

一、COS‑TCM 研究现状

(一) COS‑TCM 相关文章发表情况

计算机检索 CNKI、WanFang Data、VIP、SinoMed、Embase、Cochrane Library、Web of Science、PubMed 等 8 个数据库以及 COMET 数据库的 COS‑TCM 相关信息。检索时限均为建库至 2020 年 11 月 11 日。中文检索词包括"核心指标集""核心指标""评价指标""结局指标""中医"等,英文检索词包括"core outcome set""COS""TCM"等,并手动检索相关文献的参考文献。检索共获取 43 篇中医药核心指标集相关文献,中文 37 篇,英文 6 篇。其中包括 3 篇 COS‑TCM 相关研究方案,2 篇 COS‑TCM 相关研究报告(图 6‑1)。

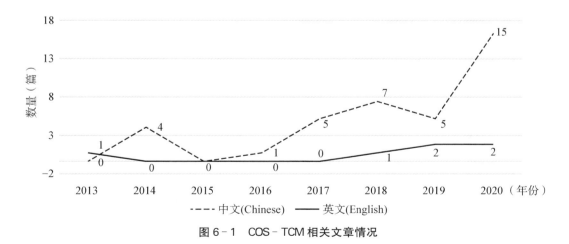

图 6‑1 COS‑TCM 相关文章情况

(二) COS‑TCM 研究注册情况

计算机检索 COMET 网站的中医药核心指标集研究相关的注册信息,检索得到已注册中医药核心指标集研究共 31 个，涉及 21 个病种，包括：心血管疾病（急慢性心力衰竭、房颤、稳定型心绞痛、慢性肺源性心脏病、高血压、冠心病、心肌梗死），脑血管疾病（脑卒中、血管性认知功能障碍、急性脑梗死），肌肉骨骼系统或结缔组织病（膝骨关节炎、骨关节炎、类风湿关节炎、颈椎病、腰椎间盘突出症、肩周炎、腰痛），肿瘤（肺癌、乳腺癌），呼吸疾病（过敏性鼻炎、哮喘），妇科疾病（痛经、哺乳期乳腺炎），代谢性疾病（2 型糖尿病、糖尿病足、高脂血症、痛风），皮肤病（银屑病、儿童腹部过敏性紫癜），传染病（乙型肝炎、新型冠状病毒肺炎），外伤性视神经病变，干燥综合征，紧张性头痛等。

二、COS‐TCM 研究组织

2019 年 7 月 19 日，中国临床试验核心指标集研究中心（ChiCOS）在天津中医药大学正式成立。ChiCOS 旨在推进我国临床研究评价指标选择、测量、评价和报告的规范化和科学化。ChiCOS 已建立中国 COS 研究方案注册和发表平台，加强国际 COS 研究成果收集传播，研制了中医药 COS 研究技术规范和支持系统，推动各专科病种开展 COS 研究。ChiCOS 翻译了 COMET 工作手册、COS‐STAP、COSMIN 等 COS 研制相关标准规范，通过微信公众号进行方法学传播。

2020 年 10 月 23 日，中国临床试验核心指标集研究中心成都中医药大学分中心揭牌仪式在成都举行。"人民英雄"国家荣誉称号获得者、中国工程院院士、天津中医药大学校长张伯礼参加揭牌仪式。此次在成都中医药大学设立分中心，有助于完善中医药临床研究指标研究平台布局，加速推动成果产出和成果转化。

三、COS‐TCM 技术规范

《中医药临床试验核心指标集研制技术标准》于 2018 年 1 月获得中华中医药学会批准作为团体标准立项，并于 2020 年 7 月发布正式标准文本（编号 T/CACM 1339—2020）。该标准基于国际 COS 研究技术框架，结合中医特点，研究指标条目产生方法、指标域确定方法、核心指标条目遴选方法、核心指标一致性认定方法等，最终形成一套中医临床研究核心指标集（COS‐TCM）研制规范和方法学体系，从而引导各个专科病种规范、高效地建立中医临床研究核心结局指标，提升中医临床研究的质量以及结果的实用性和公认度。COS‐TCM 技术规范建立与应用获得 2020 年度中医药十大学术进展，表明该研究方向得到中医学术界的重视。[6]

《中医药核心指标测量方法遴选指南》于 2020 年 12 月获得中华中医药学会批准作为团体标准立项。该标准在研制完成"测什么"的方法学基础上，规范中医药临床试验核心指标测量工具，为每个核心指标提供当前最公认、可靠的测量工具，以及实施规范和时点，提高研究数据的准确性和实用性，是解决指标"怎么测"的技术规范。本标准将以核心指标测量工具库构建方法、测量工具质量评估方法、测量工具和时点一致性认定方法等为研究内容，为规范、高效地选择合理的指标测评工具提供技术保障，推动中医药临床研究质量提升。

四、学术交流

2016 年 1 月 18 日，COMET 工作组会议在伦敦国王学院（King's College of London）召开，天津中医药大学循证医学中心主任张俊华参加会议，就中医药临床研究指标存在的问题和建立中医药临床研究 COS 的必要性和研究进展，与 COMET 主任 Paula Williamson 教授进行了研讨，并达成了 COS‐TCM 合作研究意向。2016 年 11 月 10～11 日，第六届 COMET 会议在荷兰阿姆斯特丹召开，天津中医药大学循证医学中心张俊华主任和杨丰文博士参加会议，就 COS 相关指南的翻译传播、合作研究、人员交流和平台建设与 COMET 领导小组进行了充分沟通。

2018 年 11 月 15～16 日，COMET 第七届会议在荷兰阿姆斯特丹召开。本次会议汇集了不同国家和地区从事"核心指标集"相关研究的学者。天津中医药大学循证医学中心王辉博士、张明妍博士参加了此次会议，并做题为"稳定型心绞痛中医药临床试验核心指标集的实践"的大会报告。

2019 年 7 月 20～21 日，"循证医学与核心指标集（COS）研制方法"培训班在天津举行。中国循证医学中心创建主任李幼平教授、天津中医药大学循证医学中心主任张俊华研究员、四川大学华西期刊社杜亮社长、天津中医药大学期刊编辑部主任于春泉研究员、《中国循证医学杂志》编辑部主任张永刚博士、天津中医药大学循证医学中心张明妍博士及杨丰文博士围绕循证医学、循证中医药学、核心指标集构建方法等内容进行授课。来自各省市的临床医生、科研人员、研究生等共 80 余人参加培训。

2019 年 10 月 6～9 日，第五届国际临床试验研究方法学大会（5th International Clinical Trials Methodology Conference，ICTMC）在英国布莱顿（Brighton）召开，COMET 协作网主席、英国利物浦大学 Paula Williamson 教授担任大会主席。天津中医药大学循证医学中心代表报告了中国临床试验核心指标集研究中心（ChiCOS）进展情况，并就合作举办研讨会进行了讨论。

参 考 文 献

［1］ Junhua Z，Hongcai S，Xiumei G，et al. Methodology and reporting quality of systematic review/meta-analysis of traditional Chinese medicine ［J］. J Altern Complement Med，2007，13（8）：797 - 805.

［2］ COMET. Developing a core outcome set for Traditional Chinese Medicine for stable angina pectoris. http://www. comet-initiative. org/studies/details/391? result＝true.

［3］ 张俊华，孙鑫. 循证中医药学［M］. 上海：上海科学技术出版社，2018.

［4］邢冬梅,张俊华,张伯礼.中医临床研究核心结局指标集形成路径[J].中华中医药杂志,2014,29(5):1352-1355.

［5］张明妍,张俊华,张伯礼,等.中医药临床试验核心指标集研制技术规范[J].中华中医药杂志,2021,36(2):924-928.

［6］中华中医药学会.2020年度中医药十大学术进展发布[EB/OL].(2021-3-4)[2021-4-5].http://www.cacm.org.cn/2021/03/04/11944/.

第二节

稳定型心绞痛中医药临床研究核心指标集研制

中医药防治稳定型心绞痛(stable angina pectoris,SAP)的疗效优势已得到广泛认可,然而相关原始研究中采用的临床指标普遍存在差异性大、不规范、不实用等问题,特别是指标名称表述不规范问题尤为突出。本研究基于文献回顾调查、临床试验注册库检索及临床医生和患者问卷调查,形成 SAP 临床研究指标池,通过专家共识方法构建 SAP 中医临床研究核心指标集(SAP-COS-TCM)。研究者可在相关临床研究、系统评价/Meta 分析、临床实践指南及相关证据评价和临床决策研究过程中参考本研究结果。

一、研究方法与设计

(一) 建立工作组

确立指导组成员 14 名,专家包括中医临床专家、循证方法学家、临床研究者、政策制定者和 COS 研制者,在研究的每个关键阶段给予评论、指导。确立执行组成员 20 人,为天津中医药大学循证医学中心及临床药理分会成员 18 名,为征求患者对该核心指标集的建议,邀请 2 名患者参与本研究。工作组负责本核心指标集研究的具体工作,定期组织会议,对课题进行沟通和推动,如有分歧通过讨论会或咨询指导委员会专家组解决。(图 6-2)

(二) 研究注册

本研究于 2012 年在 COMET 数据库进行了注册[1]。

(三) 初始指标条目清单的形成

基于文献回顾调查、临床试验注册库检索及临床医生和患者问卷调查,产生稳定型心绞痛临床试验指标池。基于指标池,工作组召开小组会议,根据病证结合、临床重要性、规范性/公认性、特异性、稳定性和可行性六大原则以及积累的临床实践经验,对指标池中指

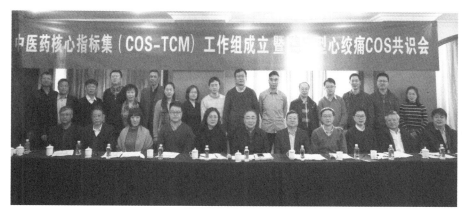

图 6-2　共识会现场

标初步筛选,其间所有成员可以添加他们认为重要的任何条目进行增补。通过投票,将90%成员认为不必要进入初始清单的指标池条目剔除,保留下来的条目经过指导委员会批准进入 SAP - COS - TCM 初始指标条目清单。

二、Delphi 调查

Delphi 过程由两轮电子问卷调查、分析和反馈环节组成。第 1 轮调查包括 2 项内容:为初级指标条目清单中每个指标评分;征集初级清单中可能遗漏的重要条目。第 2 轮调查提供第 1 轮的反馈,并收集参加者的进一步评分情况。其中,在第 1 轮中确认新增的指标条目均反馈到第 2 轮中进行评分。

(一) Delphi 参加者

依托中华中医药学会临床药理分会及冠心病各相关专业学会等,汇总成员信息如研究领域、专业背景等,统计除患者以外的利益相关群体,确定 213 名参与者,并保留他们的邮箱。同时,从天津中医药大学保康医院心内科门诊招募稳定型心绞痛患者代表 10 名,共选定参与者 223 名,代表的各利益相关群体包括:临床方法学家、行政管理者、科研工作者、制药企业、临床药理学、临床医生及患者。所有参与者参加调查均为自愿性,如果回应本次调查就默认其已知情同意。完成第 1 轮 Delphi 调查的所有参与者将会自动纳入到第 2 轮调查参与者名单中。各利益群体基本信息见表 6-1。

(二) Delphi 调查平台及过程

通过网络在线调查平台制定发布问卷,其中第 1 轮调查问卷内容依据初始指标条目清单,第 2 轮调查问卷内容依据第 1 轮调查的反馈结果。

给所有参加者(除患者代表群)发送一个概述本研究的电子邮件并附有问卷链接,请他

表 6-1 所有利益群体基本信息统计

利益群体	分布省份	总人数	女性	年龄($\overline{x} \pm s$)	职称等级		
					正高	副高	<副高
临床方法学家	3	4	0	49.50±6.66	3	1	0
行政管理者	20	44	9	55.11±4.15	41	3	0
科研工作者	14	29	14	48.45±7.71	20	7	2
制药企业	4	5	1	46.60±5.18	5	0	0
临床药理学	16	26	16	47.88±6.02	15	11	0
临床医生	29	105	39	53.30±6.51	84	20	1
患者代表	4	10	4	56.67±9.20	/	/	/
共计	32	223	83	52.13±6.71	168	42	3

们在 2 周之内完成 Delphi 调查第 1 轮。在第 1 周后发送一封提醒邮件来督促完成本次调查。患者代表群由工作组调查员在门诊医师的支持下,在患者候诊区进行面对面调查,完成第 1 轮 Delphi 调查纸质版问卷。

(三) Delphi 评分机制

要求参与者根据指标重要性为每一个指标条目打分,分值为 1~9 分和"不确定",其中 1~3 分为不重要的指目,4~6 分为重要但不关键的指目,7~9 划分为关键的指目。如果参与者不能确定条目的重要性,打分时可以选择"不确定"。

(四) Delphi 第 1 轮调查问卷要求及分析

首先要求参与者给每一个条目评分。评分结束后,参与者可添加任何他们认为在稳定型心绞痛临床评价中重要的指标。

工作组确认参与者添加的指标,是否跟清单中指标存在重复,以确定是否为一个新的指标。针对每一条目,统计参与评分的人数及分数的分布情况。根据指标的"重要性"排序,保留重要性≥70%的指标,剩余指标由工作组进行讨论,可保留有争议指标。所有保留指标条目将进入第 2 轮调查。

(五) Delphi 第 2 轮调查问卷要求及分析

反馈第 1 轮调查中进入第 2 轮每个指标的回复数量、分数分布情况以及参与者在上一轮的评分。要求他们考虑其他 Delphi 参与者的评分,并为指标重新打分。另外,在第 2 轮中,如果参与者将分值从"不关键"(小于 7 分)改为"关键"(7 分及以上),或者从"关键"改为"不关键",要求他们提供更改理由。

针对每一条目,工作组将统计评分的参与者人数、分数分布情况和评估失访偏倚。核查 2 个阶段的分数变化情况并汇总分数更改理由。对指标进行"关键性"排序。根据指标获得的共识群体数,将至少在一个利益群体中达成共识的指标,纳入到共识会议的候选核心指标清单。

(六) 共识定义

如果某一结局指标条目取得了至少 70% 的"关键"评分(7~9 分)支持,认为达成共识,该指标将被优先推荐。

(七) 共识会议

共识会议的主要目标是确定核心指标集的条目。共识会参与人的选择,除了指导委员会和工作组成员,还邀请完成 2 轮 Delphi 调查中优秀的利益相关群体代表和其他相关领域资深专家参加。考虑参会者的便捷性,会议地点选择在天津举行。最终细节由工作组根据 Delphi 调查情况来制定,课题负责人主持相关会议。

共识会议流程有 5 个部分:一是简短的研究综述;二是总结各利益相关组织对每个结局指标评分结果并进行展示,介绍候选核心指标清单中每个条目和取得共识的利益相关群体数目;三是参会者对候选核心指标进行匿名投票评分;四是对投票结果讨论,达成共识确立稳定型心绞痛临床试验核心指标集。所有参与者均有权利讨论任一条目,如有分歧,通过名义小组法解决。五是征集后期修订和推广建议。

投票原则为:优先考虑取得所有利益相关群体共识的结局指标条目,以期尽早获得批准。剩余条目将根据取得共识的利益相关组织数目依次讨论,达成共识后方可纳入 COS。

(八) 统计数据

(1) 德尔菲第 1 轮调查指标分数的分布情况为不同梯度评分("不重要""重要但不关键"和"关键")在各利益群体中所占百分比。第 1 轮回复率为完成本轮调查的人数占收到电子邮件邀请函与接受问卷调查患者总人数的百分比。指标的"重要性"排序,即≥4 分评分参与者所占百分比。

(2) 德尔菲第 2 轮调查分数分布情况同第 1 轮。失访偏倚通过比较完成两轮调查的人数和只完成第 1 轮调查的人数进行评估。指标在利益相关群体中 7~9 分的评分人数占各自群体总人数的百分比≥70%,即获得该群体的共识。若在 n 个利益群体中 7~9 评分人数百分比均≥70%,则 n 即获得共识群体数量。

(3) 共识过程同 Delphi 调查法,如果 70% 以上共识会议参加者投票赞成某关键指标纳入核心指标集,即为达成共识。

三、结果

(一) 初始指标条目清单

为增加 Delphi 调查效率，遴选出最重要的指标，工作组和指导委员会对指标池中 324 个指标进行初筛，确立了 65 个指标进入初始指标清单，包括：症状/体征指标 12 个，中医相关指标 5 个，心电图指标 5 个，预后相关指标 11 个，运动平板试验指标 4 个，6 分钟步行试验指标 2 个，心理健康指标 2 个及其他理化检测指标 24 个。初始指标条目清单见表 6-2。

表 6-2 初始指标条目清单

序号	指标域(亚组)	结局指标	数量统计
1		胸闷	
2		乏力	
3		心慌	
4		心绞痛发作情况 疼痛程度	
5		发作频率	
6	症状/体征指标	发作持续时间	12
7		硝酸甘油用量	
8		症状积分	
9		自觉舒适感	
10		西雅图心绞痛量表	
11		心功能分级	
12		血压	
13		中医证候积分	
14		中医症状积分	
15	中医相关指标	中医单项症状积分	5
16		舌象、脉象	
17		睡眠质量	
18		ST 段压低量	
19		T 波低平或倒置的导联数	
20	心电图指标	动态心电图心肌缺血总负荷	5
21		心律失常	
22		心率变异性	
23		运动时间	
24		Duke 评分	
25	运动平板试验相关指标	ST 段下降 1 mm 时间	4
26		ST 段下降 1 mm 导联数	

（续表）

序号	指标域(亚组)	结局指标	数量统计
27	6 分钟步行试验相关指标	行走距离	2
28		心肌耗氧量	
29		死亡率	
30		生存时间	
31		就诊次数	
32		再住院率	
33		心血管事件	
34	远期预后相关指标	心力衰竭	11
35		心肌梗死	
36		卒中	
37		心脏猝死	
38		不稳定性心绞痛	
39		不放支架率	
40	心理健康相关指标	心理评定量表评分	2
41		精神状态	
42		冠脉管腔狭窄程度	
43		动脉硬化程度	
44		颈动脉内-中膜厚度	
45		颈动脉超声最大血流速度	
46		血脂	
47		血液流变学指标	
48		脑尿钠肽	
49		射血分数	
50		血管内皮生长因子	
51		C 反应蛋白	
52		超敏 C 反应蛋白	
53	理化检测指标	血浆内皮素	24
54		血清胱抑素 C	
55		肿瘤坏死因子 TNF - α	
56		超氧化物歧化酶	
57		内脏脂肪素	
58		血栓素	
59		血小板凝集率	
60		一氧化氮合酶	
61		一氧化氮	
62		同型半胱氨酸	
63		神经递质	
64		凝血四项	
65		炎性因子	

(二) 德尔菲调查

1. 德尔菲第 1 轮

(1) 应答率：根据初始指标清单设计第 1 轮德尔菲问卷。确定 223 名各利益相关群体代表，回收问卷 87 份：213 名专家调查问卷成功发送电子邮件 209 封，4 封被系统拒收，回收 83 份专家评分问卷，剔除 1 份重复问卷，实际回收 82 份；纳入 10 名患者，其中 5 名回应问卷。第 1 轮 Delphi 调查的应答率为 39.73%(87/219)。除患者以外的专家组代表，副高以上参加者占 85%(70/82)，且年龄均值均在 50 岁左右，说明专家组具有丰厚的实践经验，有助于指标评分的科学性。完成第 1 轮调查的人员信息见表 6-3。

表 6-3　第 1 轮 Delphi 调查参与者信息统计

利益群体	分布省份	总人数	女性	年龄($\bar{x} \pm s$)	职称等级		
					正高	副高	＜副高
方法学家	1	1	0	55	1	0	0
行政管理者	6	8	2	55.47±2.95	8	0	0
科研工作者	9	28	10	48.40±7.41	15	3	10
药学代表	3	4	2	48.00±5.66	3	1	0
临床医生	21	41	10	52.26±6.81	31	8	2
患者代表	2	5	2	57.10±3.11	/	/	/
共计	25	87	26	52.19±6.48	58	12	12

(2) 增加指标情况：通过补充的开放性问题，统计参与者增加的指标情况，发现 3 名参与者共增加 4 个指标，分别为：胸痛的性质、血糖、高敏肌钙蛋白、低密度脂蛋白。前 3 个指标与清单条目中指标不重复，确认为新指标；低密度脂蛋白不是新指标，属于"血脂"这一指标中的亚组分类，但鉴于有 2 名参与者单独提出且在指标池构建环节中，发现多名医生相较其他血脂指标更关注该指标，工作组经过讨论决定将这 4 个全部保留，纳入到第 2 轮德尔菲问卷中。

(3) 指标评分情况：根据指标的重要性(即≥4 分评分所占的百分比)进行所有指标排序(表 6-4)。统计发现至少 70% 的所有利益群体认为重要的指标有 41 个，对这些指标进行保留。结合指标平均分及专业实践经验，工作组对剩余 24 个指标进行讨论，舌象和脉象、就诊次数、血压以及射血分数等 4 个指标虽重要性百分比＜70%，但成员间存在争议，经指导委员会建议决定暂时保留，剔除其他 20 个指标。保留的 45 个指标同本轮新增加的 4 个指标，共 49 个指标进入第 2 轮德尔菲调查。

表 6-4　Delphi 第 1 轮指标"重要性"(≥4 分)排序

序号	指标条目	指标范畴	≥4 评分专家百分比	平均分
1	西雅图心绞痛量表	症状/体征相关指标	90%	6.84
2	疼痛程度	症状/体征相关指标	89%	7.36
3	心肌梗死	预后相关指标	87%	7.36
4	发作持续时间	症状/体征相关指标	87%	7.23
5	运动时间	平板运动试验指标	87%	6.8
6	发作频率	症状/体征相关指标	86%	7.06
7	胸闷	症状/体征相关指标	86%	6.77
8	冠脉管腔狭窄程度	理化检测指标	86%	6.63
9	ST 段下降 1 mm 时间	平板运动试验指标	86%	6.62
10	Duke 评分	平板运动试验指标	86%	6.53
11	硝酸甘油用量	症状/体征相关指标	86%	6.52
12	动态心电图心肌缺血总负荷	心电图相关指标	85%	6.52
13	ST 段下降 1 mm 导联数	平板运动试验指标	85%	6.43
14	动脉硬化程度	理化检测指标	85%	5.82
15	心脏猝死	预后相关指标	84%	7.07
16	不稳定型心绞痛	预后相关指标	84%	6.98
17	心血管事件	预后相关指标	84%	6.94
18	症状积分	症状/体征相关指标	84%	6
19	心力衰竭	预后相关指标	82%	6.75
20	死亡率	预后相关指标	82%	6.7
21	ST 段压低量	心电图相关指标	80%	6.22
22	血脂	理化检测指标	80%	5.42
23	T 波低平或倒置的导联数	心电图相关指标	79%	6.11
24	心功能分级	症状/体征相关指标	79%	6.02
25	心肌耗氧量	6 分钟步行试验指标	79%	5.83
26	再住院率	预后相关指标	78%	6
27	行走距离	6 分钟步行试验指标	78%	5.93
28	卒中	预后相关指标	76%	6.03
29	中医症状积分	中医相关指标	76%	5.69
30	颈动脉内-中膜厚度	理化检测指标	76%	5.42
31	心慌	症状/体征相关指标	76%	5.4

（续表）

序号	指标条目	指标范畴	≥4 评分专家百分比	平均分
32	生存时间	预后相关指标	75%	6.28
33	不放支架率	预后相关指标	74%	5.83
34	中医单项症状积分	中医相关指标	74%	5.43
35	精神状态	心理健康相关指标	74%	5.16
36	脑尿钠肽（BNP）	理化检测指标	74%	5.1
37	中医证候积分	中医相关指标	72%	5.43
38	心理评定量表评分	心理健康相关指标	72%	5.11
39	心律失常	心电图相关指标	71%	5.44
40	颈动脉超声最大血流速度	理化检测指标	71%	5.05
41	心率变异性	心电图相关指标	70%	5.22
42	就诊次数	预后相关指标	69%	5.02
43	射血分数	理化检测指标	68%	5.22
44	自觉舒适感	症状/体征相关指标	68%	5.13
45	乏力	症状/体征相关指标	66%	4.73
46	C反应蛋白（CRP）	理化检测指标	66%	4.61
47	舌象、脉象	中医相关指标	64%	5.18
48	血小板凝集率	理化检测指标	64%	4.7
49	血压	症状/体征相关指标	63%	4.86
50	血管内皮生长因子（VEGF）	理化检测指标	63%	4.64
51	超敏C反应蛋白（hs-CRP）	理化检测指标	62%	4.62
52	一氧化氮合酶（NOS）	理化检测指标	62%	4.47
53	血液流变学指标	理化检测指标	61%	4.39
54	炎性因子	理化检测指标	61%	4.38
55	血凝四项	理化检测指标	60%	4.39
56	血栓素	理化检测指标	60%	4.28
57	血浆内皮素	理化检测指标	59%	4.55
58	同型半胱氨酸（Hcy）	理化检测指标	59%	4.27
59	一氧化氮（NO）	理化检测指标	57%	4.3
60	血清胱抑素C	理化检测指标	57%	4.25
61	睡眠质量	中医相关指标	54%	4.51
62	内脏脂肪素（Visfatin）	理化检测指标	53%	3.95

（续表）

序号	指标条目	指标范畴	≥4 评分专家百分比	平均分
63	肿瘤坏死因子 TNF-α	理化检测指标	52%	3.87
64	超氧化物歧化酶(SOD)	理化检测指标	48%	3.83
65	神经递质	理化检测指标	48%	3.76

2. 德尔菲第 2 轮

（1）应答率：根据第 1 轮德尔菲调查确定进入第 2 轮调查的 49 个指标，制定第 2 轮调查问卷。邀请完成第 1 轮调查的 87 名参与者，全部参加第 2 轮调查，回收问卷 47 份，问卷应答率为 54.02%（47/87）。其中，完成第 1 轮的 5 名患者全部完成了第 2 轮调查。第 2 轮 Delphi 调查参与者的情况见表 6-5。

表 6-5　第 2 轮 Delphi 调查参与者信息统计

利益群体	分布省份	总人数	女性	年龄($\bar{x} \pm s$)	职称等级		
					正高	副高	<副高
行政管理者	1	2	0	47.5±12.02	1	0	1
科研工作者	9	12	3	48±6.68	6	4	2
药学代表	2	2	1	48.00	1	0	1
临床医生	13	26	5	54.39±6.10	20	3	3
患者代表	2	5	2	57.10±3.11	/	/	/
共计	16	47	11	52.19±6.48	28	7	7

（2）指标评分：根据每个指标 7～9 分评分所占百分比，对指标进行"关键性"排序，如表 6-6。根据共识定义，确定每个指标获得的共识群体数进行优先排序：若 n 个利益群体中至少 70% 的参与者对某指标评分为"关键"（即 7～9 分），则 n 为该指标获得的共识数，见表 6-7。统计发现，在至少 1 个利益相关群体中，达成共识的结局指标共 29 个。这些指标下一步将被纳入到共识会核心指标候选清单。其中，胸闷、心绞痛发作频率、心绞痛发作持续时间、硝酸甘油用量、心血管事件及其亚组指标心肌梗死和不稳定性心绞痛 7 个指标在 4 个利益群体内均达成共识，4 个为症状/体征相关指标，3 个为远期预后相关指标，将优先进入共识会议投票。

表 6-6　Delphi 第 2 轮调查指标"关键性"(7～9 分)排序

序号	指标条目	指标范畴	卫生决策者	使用者	临床医生	患者代表	7～9分评分百分比	平均分
1	心血管事件	远期预后	100%	86%	88%	80%	87%	7.49
2	胸闷	症状/体征	100%	79%	85%	100%	85%	7.68

（续表）

序号	指标条目	指标范畴	卫生决策者	使用者	临床医生	患者代表	7~9分评分百分比	平均分
3	发作持续时间	症状/体征	100%	71%	92%	80%	85%	7.70
4	心肌梗死	远期预后	100%	71%	92%	80%	85%	7.79
5	疼痛程度	症状/体征	50%	79%	88%	80%	83%	7.45
6	发作频率	症状/体征	100%	71%	88%	80%	83%	7.60
7	西雅图心绞痛量表	症状/体征	100%	71%	92%	40%	81%	7.38
8	心脏猝死	远期预后	100%	64%	88%	80%	81%	7.51
9	不稳定型心绞痛	远期预后	100%	71%	85%	80%	81%	7.28
10	硝酸甘油用量	症状/体征	100%	79%	77%	80%	79%	7.26
11	运动时间	平板运动	50%	71%	85%	80%	79%	7.15
12	冠脉管腔狭窄程度	理化指标	0%	86%	81%	80%	79%	7.54
13	心力衰竭	远期预后	50%	71%	73%	80%	72%	6.94
14	动态心电图心肌缺血总负荷(TIB)	心电图	100%	71%	73%	60%	72%	7.11
15	ST段下降1mm时间	平板运动	50%	71%	81%	40%	72%	7.02
16	死亡率	远期预后	50%	50%	85%	60%	70%	6.93
17	ST段下降1mm导联数	平板运动	50%	64%	81%	40%	70%	6.80
18	Duke评分	平板运动	50%	71%	77%	20%	68%	6.95
19	生存时间	远期预后	0%	50%	73%	80%	64%	6.54
20	行走距离	6分钟步行	50%	50%	65%	100%	64%	6.47
21	症状积分	症状/体征	100%	36%	69%	60%	60%	6.70
22	ST段压低量	心电图	100%	50%	58%	80%	60%	6.67
23	再住院率	远期预后	50%	43%	65%	60%	57%	6.45
24	卒中	远期预后	50%	64%	54%	60%	57%	6.35
25	T波低平或倒置导联数	心电图	100%	57%	46%	80%	55%	6.73
26	心肌耗氧量	6分钟步行	50%	71%	42%	60%	53%	6.40
27	胸痛的性质	增加指标	50%	43%	54%	60%	51%	6.27
28	不放支架率	远期预后	50%	57%	38%	80%	49%	6.37
29	心功能分级	症状/体征	50%	50%	38%	60%	45%	6.19
30	中医证候积分	中医相关	0%	36%	46%	80%	45%	6.11
31	中医症状积分	中医相关	50%	43%	38%	80%	45%	6.36
32	肌钙蛋白	增加指标	50%	29%	50%	60%	45%	6.02

（续表）

序号	指标条目	指标范畴	卫生决策者	使用者	临床医生	患者代表	7～9分评分百分比	平均分
33	动脉硬化程度	理化指标	0％	43％	38％	80％	43％	6.43
34	中医单项症状积分	中医相关	50％	29％	42％	60％	40％	6.00
35	舌象、脉象	中医相关	0％	7％	54％	60％	38％	5.89
36	血脂	理化指标	0％	36％	42％	40％	38％	6.18
37	就诊次数	远期预后	0％	36％	27％	80％	34％	5.58
38	颈动脉内-中膜厚度	理化指标	0％	43％	31％	40％	34％	5.91
39	射血分数	理化指标	0％	43％	27％	60％	34％	5.91
40	心慌	症状/体征	50％	33％	23％	80％	32％	5.33
41	低密度脂蛋白	增加指标	50％	7％	42％	40％	32％	5.78
42	心律失常	心电图	50％	36％	19％	60％	30％	5.61
43	心理评定量表评分	心理健康	0％	29％	31％	20％	28％	5.53
44	精神状态	心理健康	0％	21％	23％	80％	28％	5.72
45	心率变异性	心电图相	50％	43％	12％	40％	26％	5.29
46	颈动脉超声最大血流速度	理化指标	0％	29％	19％	40％	23％	5.51
47	脑尿钠肽	理化指标	0％	36％	19％	40％	23％	5.43
48	血糖	增加指标	0％	7％	23％	60％	21％	5.16
49	血压	症状/体征	0％	36％	8％	40％	19％	4.72

表 6-7　Delphi 第 2 轮指标获得共识数量排序

序号	结局指标	指标域	获得共识数	优先排序
1	胸闷	症状/体征指标	4	1
2	心绞痛发作频率	症状/体征指标	4	1
3	心绞痛发作持续时间	症状/体征指标	4	1
4	硝酸甘油用量	症状/体征指标	4	1
5	心血管事件	预后指标	4	1
6	心肌梗死	预后指标	4	1
7	不稳定性心绞痛	预后指标	4	1
8	心绞痛疼痛程度	预后指标	3	2

（续表）

序号	结局指标	指标域	获得共识数	优先排序
9	西雅图心绞痛量表	预后指标	3	2
10	心脏猝死	预后指标	3	2
11	心力衰竭	预后指标	3	2
12	动态心电图心肌缺血总负荷	心电图	3	2
13	运动时间	平板运动指标	3	2
14	冠脉管腔狭窄程度	理化检测指标	3	2
15	生存时间	预后指标	2	3
16	ST 段压低量	心电图	2	3
17	T 波低平或倒置的导联数	心电图	2	3
18	Duke 评分	平板运动指标	2	3
19	ST 段下降 1 mm 导联数	平板运动指标	2	3
20	心慌	症状/体征指标	1	4
21	中医证候积分	中医指标	1	4
22	中医症状积分	中医指标	1	4
23	死亡率	预后指标	1	4
24	就诊次数	预后指标	1	4
25	终生不放支架率	预后指标	1	4
26	ST 段下降 1 mm 导联数	平板运动指标	1	4
27	行走距离	6 分钟步行试验	1	4
28	动脉硬化程度	理化指标	1	4
29	精神状态	心理健康相关指标	1	4

（三）共识会议

1. 参加者

共识会议于 2018 年 1 月 28 日在天津召开，共有 31 名代表参加，包括临床试验研究者（$n=8$）、方法学家（$n=4$）、临床专家（$n=10$）、患者代表（$n=2$）、政策制定者（$n=3$）、期刊编辑（$n=2$）和制药企业代表（$n=2$）。所有参与者的作用不存在冲突，综合了临床与方法学经验。

2. 共识会投票结果

共识会议的目的是对德尔菲调查产生的 29 个核心指标集候选指标进行匿名投票表决并讨论。参与投票的代表共 27 名，心绞痛发作频率、发作持续时间、平板运动试验运动时间、心血管事件及其亚组指标心肌梗死、不稳定型心绞痛和心脏猝死 7 个指标，超过 70%（≥19 票）的投票者打分在 7～9 分之间。因此，将以上条目予以保留。投票结果见表 6 - 8。

表 6 - 8　共识会议指标投票结果

序号	指标	指标域	得票数	百分比
1	心绞痛发作频率	症状/体征指标	27	100.00%
2	心绞痛发作持续时间	症状/体征指标	23	85.19%
3	心血管事件	预后指标	22	81.48%
4	心肌梗死	预后指标	22	81.48%
5	不稳定心绞痛	预后指标	20	74.07%
6	心脏猝死	预后指标	19	70.37%
7	运动时间	平板运动指标	19	70.37%
8	胸闷	症状/体征指标	17	62.96%
9	心绞痛持续程度	预后指标	17	62.96%
10	中医症状积分	中医指标	16	59.26%
11	冠脉管腔狭窄程度	理化检测	15	55.56%
12	西雅图心绞痛量表	预后指标	14	51.85%
13	硝酸甘油用量	症状/体征指标	13	48.15%
14	ST 段压低量	心电图	13	48.15%
15	Duke 评分	平板运动指标	13	48.15%
16	中医症候积分	中医指标	13	48.15%
17	动态心电图心肌缺血总负荷	心电图	12	44.44%
18	ST 段下降 1 mm 时间	平板运动指标	12	44.44%
19	心力衰竭	预后指标	10	37.04%
20	生存时间	预后指标	10	37.04%
21	T 波低平或倒置的导联数	心电图	10	37.04%
22	ST 段下降 1 mm 导联数	平板运动指标	10	37.04%
23	行走距离	6 分钟步行试验	10	37.04%
24	死亡率	预后指标	9	33.33%
25	精神状态	心理健康指标	8	29.63%
26	心慌	症状/体征指标	7	25.93%
27	就诊次数	预后指标	5	18.52%
28	动脉硬化程度	理化指标	5	18.52%
29	终身不放支架率	预后指标	4	14.81%

3. 增加指标

在讨论阶段,共识会参会者对 29 个指标均进行了充分讨论,尤其是针对那些未达成共识的指标。讨论后,建议增加西雅图心绞痛量表指标。另外,一位指导委员会专家提出,增加一个安全性指标"Q-T间期"。工作组同意就此进行表决,并达成一致意见。将这两个条目列入稳定型心绞痛核心指标集。在 Delphi 调查和共识会投票中发现,中医相关指标没有得到足够重视,未能进入到核心指标集。针对这一情况,共识会专家提议,在核心指标集中为中医特色指标保留一个空缺席位,在更新时再补充合理的中医相关指标。

(四) 稳定型心绞痛中医临床试验核心指标集

通过共识会议,最终确立稳定型心绞痛中医临床试验核心指标集(图 6-3)。该 COS 包括安全性指标与有效性指标两类,并补充了中医指标(暂空缺)。有效性指标来源于症状/体征、理化检测和远期预后 3 个指标域的亚组,包括:心绞痛症状、平板运动试验和心血管事件,其中每个亚组中又有具体指标。

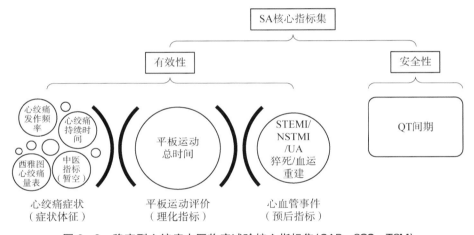

图 6-3 稳定型心绞痛中医临床试验核心指标集(SAP-COS-TCM)

四、小结

本研究以稳定型心绞痛中医药临床试验核心指标集为实践,探索构建中医药核心指标集研制方法学规范。研究确定来自方法学家、临床医生、患者和其照护者、科研工作者、卫生决策者、中药药理学家以及制药企业等 7 个利益相关群体的 223 位相关方代表参与 Delphi 调查。对初始指标清单中的 65 个结局指标进行评分,最终 29 个指标进入共识阶段。在共识会议中,来自临床研究者、中西医心血管专家、方法学家、患者代表、期刊编辑、政策制定者及制药企业利益群体中的 27 位代表对稳定型心绞痛中医临床试验关键指标达成共识,确立 SAP-COS-TCM。该核心指标集中包括了安全性指标与有效性指标两大类指标,体现了中医临床研究安全性与有效性并重的研究原则。其中,有效性指标包括平板运动总时间、心血管事件、心绞痛症状 3 个指标。后两个指标又有亚组指标,通过辅助的卫星指标很好地反映了指标之间的关联性。同时预留中医特色指标,符合 COS - TCM 研究应遵循"国际接轨＋中医特色"的基本原则,促进建立能体现中医药优势的指标体系。

稳定型心绞痛中医临床试验核心指标集的研制,探索了 COS - TCM 研制相关技术规范和方法路径,为中医药核心指标集的研制和发展提供了宝贵的经验指导。后期,SAP - COS - TCM 需要在国内外进行推广和意见征询,以期得到广泛应用,并在实践中不断修正、完善。

参 考 文 献

[1] COMET. Developing a core outcome set for Traditional Chinese Medicine for stable angina pectoris. http://www. comet-initiative. org/studies/details/391? result＝true.

第三节

新型冠状病毒肺炎临床研究核心指标集研制

自从 COVID - 19 疫情暴发以来,已有数百个临床试验方案完成注册且部分临床试验已经开始实施招募患者。截至 2020 年 2 月 20 日,在 www. chictr. org. cn 和 clinicaltrials. gov 注册平台已有 228 个 COVID - 19 临床试验完成注册。然而,这些已经注册的临床试验方案,尤其是方案中涉及的结局指标尚存在一些不足,如大部分的结局指标名称使用不规范,类似研究间结局指标的同质性差、缺乏临床重要性,指标的测量时点不清等。因此,需要构建 COVID - 19 临床研究核心结局指标集(COS - COVID),这也是本项研究的目的。

我们鼓励研究者在 COVID - 19 的临床研究中应用 COS - COVID 评价不同干预措施(包括药物或非药物干预措施)的疗效。COS - COVID 根据 COVID - 19 病情分类,从轻型、普通型、重型、危重型、康复期等 5 个层次分别遴选核心指标。COS - COVID 不仅适用于临床研究,也适用于系统评价/Meta 分析、临床实践指南和其他关于 COVID - 19 证据评价和临床决策的研究。[1]

一、研究方法

本研究按照 COMET 手册及 COS - STAD 执行[2,3],研究报告格式参照 COS - STAR 声明中的条目清单[4,5],以保证研究与报告过程的透明度及完整性。研究计划已在

COMET 网站（comet-initiative. org）与中国核心指标集研究中心网站（chicos. org. cn）发布。

（一）成立工作组

为了保证 COS－COVID 研究实施的质量和效率，课题组前期成立了一个包含不同利益相关群体的指导小组，小组成员包括西医学、中医学、循证医学、临床药理学、统计学领域专家和医学杂志编辑，共 20 名。专家的选择考虑了相关专业、认知度和地域代表性等，其中临床专家代表均为具有 COVID－19 诊治经验的呼吸及危重医学专家。各利益相关群体的代表专家均参与了 COS－COVID 研究方案设计到共识会议的全过程。此外，本研究还成立了协调小组，负责研究过程的协调和数据分析。

（二）信息来源

计算机检索 2019 年 12 月 1 日至 2020 年 2 月 12 日间在 www. chictr. org. cn 和 clinicaltrials. gov 临床试验注册平台中已完成注册的 COVID－19 临床试验方案。纳入评价不同干预措施治疗 COVID－19 确诊患者的临床随机对照试验或非随机对照试验、病例系列研究及队列研究。排除疑似患者的研究、诊断性试验和中医证候学调查研究。由 2 名评价员严格按照纳入与排除标准筛选检索得到的试验方案。采用预先设计的 Excel 表格提取数据，包括研究设计类型、干预措施、研究对象、评价指标等内容。其中指标信息涉及指标名称、测量方法、测量时点及数据类型。若有分歧则讨论解决。

将提取的指标信息进行相似性排序，去除重复的指标，对不规范表述的指标进行标准化处理，对同义指标进行合并。该过程由 2 名研究者独立进行，如有分歧则讨论解决。

将纳入的指标归类为临床症状、理化检查、病原学检测、生活质量、重大事件、疾病转归和安全性指标等共 7 个指标域。专家组首先对每个指标域的指标进行投票决定是否纳入，75％以上参与投票的专家认为不必要进入初始清单的指标将被剔除，保留下来的指标经过专家组讨论后形成 COS－COVID 初始指标清单。根据 COVID－19 病情分类，初始指标清单涵盖了 COVID－19 轻型、普通型、重型、危重型和康复期等 5 个疾病分型。

（三）共识过程

本研究共进行两轮 Delphi 共识。每轮 Delphi 调查反馈数据统计后，均进行专家会议对结果进行讨论，确认是否有需要增加或剔除的指标。

（四）确定利益相关群体

为了保证共识过程的效率和质量，本研究邀请了呼吸、重症、中医、循证医学、医学管理和期刊编辑等领域代表参加 Delphi 调查。考虑到地域的均衡性，参与调查的专家主要来自中国湖北、天津、北京、江苏、广东、上海、河南、四川以及意大利、韩国、英国和美国。所有参与者均知情并同意参与本调查。

（五）问卷过程

采用电子调查问卷形式，通过定点发放问卷进行 Delphi 调查。调查问卷主要包括 2 项内容：①对每个指标进行重要性评分。②推荐需要增加的指标。每一轮调查信息反馈后，均需要召开专家组电话会议，对反馈信息进行讨论，确定是否增加、删除或合并指标。由于研究时间紧迫，将要求参与问卷调查的专家在 24 h 内反馈信息。

（六）评分机制

应用 Likert 9 分量表，对指标的重要性进行评分。每一个指标分值设置为 1～9 分，其中 1～3 分为"不重要"，4～6 分为"重要但不关键"，7～9 分为"关键"。每轮 Delphi 结束后立即进行数据分析，根据指标的"重要性"排序，保留 75％以上专家一致认为"关键"评分（7～9 分）指标。此外，专家建议补充的指标，经指导小组讨论后确定是否进入第 2 轮 Delphi 调查。

（七）共识会议

研究邀请完成两轮 Delphi 调查的各利益群体优秀代表、临床资深专家代表和指导小组成员参加共识会议。如果某个指标取得了至少 75％投票的"关键"评分（7～9 分）支持，则认为达成共识，该指标将被推荐到最终的 COS[2]。

鉴于研究正处于 COVID‑19 流行的特殊时期，共识会议以电话会议的形式代替现场会议。共识会议主要包括以下 5 项议程：①报告 COS‑COVID 的研究方法。②报告两轮 Delphi 调查的结果。③提出需要讨论的重点内容。④参会者对候选核心指标进行充分讨论。⑤在讨论基础上对指标进行投票表决，再经讨论达成共识，形成 COS‑COVID。

二、研究结果

检索共获得 COVID‑19 临床试验注册方案 107 项，其中 ChiCTR 注册平台 84 项，Clinicaltrials. gov 注册平台 23 项。通过浏览，78 项研究符合纳入排除标准，其中 52 项研究的干预措施为化学、生物药等，其余 26 项研究采用中药及中西结合疗法。

（一）指标池

对纳入方案中涉及的结局指标进行整理合并，得到 259 个结局指标，共计使用 596 次。在保证原意不变的情况下对指标名称进行标化和归类，得到 132 个结局指标，归属 7 个指标域。COVID‑19 临床试验指标池详见表 6‑9。

表 6-9 COVID-19 临床试验方案采用的结局指标

分类(数量)	结局指标
临床症状(25)	体温复常时间;呼吸系统症状缓解率;咳嗽好转时间;咳嗽消失时间;莱赛斯特咳嗽量表;无咳嗽患者比例;不同吸氧途径的使用;呼吸困难缓解/消失时间;呼吸困难率;呼吸频率;缺氧发生率;氧疗时间;肺功能恢复时间;呼吸道症状体征;呼吸系统疾病进展频率;呼吸系统症状缓解率;消化道症状消失时间;单项症状消失率;临床缓解时间;临床缓解率;临床症状;临床症状积分量表;临床改善时间(TTCI);中医证候疗效;中医症状积分
理化检查(28)	胸部 X 线检查;肺部影像学改变;髋关节 CT 和 MRI;胸部影像学检查;肺功能;心功能;血常规;外周血细胞计数;C 反应蛋白;超敏 C 反应蛋白;红细胞沉降率;降钙素原;前降钙素原;炎性细胞因子;血气分析;血氧饱和度;动脉血氧分压(PaO$_2$)/吸氧浓度(FiO$_2$);指氧改善率;实验室指标恢复率;淋巴细胞计数;淋巴细胞亚群恢复时间;免疫学指标;CD4+、CD8+T 细胞计数;D-二聚体;凝血常规;心肌酶谱;肌红蛋白;肌酸激酶
病原学检测(3)	病毒核酸检测;病毒学治疗指标;血液样本病毒抗体水平
生活质量(9)	改良 Barthel 指数;健康调查简表评分;焦虑自评量表评分;欧洲五维健康量表评分;日常生活活动能力评定;社会支持评定量表评分;SF-36 量表评分;心理学指标;抑郁自评量表评分
重大事件(11)	病死率;全因病死率;全因死亡率;生存情况;死亡率;临床治疗失败时间;MODS 发生率;ARDS 发生率;器官衰竭序贯评分;器官支持强度;休克发生率
疾病转归(44)	病情明显好转并达到出院标准的患者比例;疾病恢复时间;解除隔离率;病毒核酸检测转阴率;疾病痊愈时间;治愈率;疾病缓解率;病情进展率;病情演变情况;对急救措施的需求;合并其他感染;激素使用率;抗生素使用率;DIC 评分;升压时间;危重型化率;血液透析率;肺表面活性物质使用率;重型化率;重型化时间;转为轻型患者比例;转为轻型的时间;重型患者转为危重型或死亡的比例/时间;ICU 入住率;ICU 住院时间(日);ICU 入住时间;住院时间(日);插管次数;插管时间;呼吸机参数;机械通气使用率;机械通气时间(日);机械通气参数;ECMO 持续时间(日);ECMO 模式和参数;7 分等级量表评分;APACHE Ⅱ 评分;CURB-65 评分;Murray 肺损伤评分;NEWS2 评分;SOFA 评分;肺 HRCT 评分改善情况;PSI 评分;圣乔治呼吸问卷评分
安全性指标(12)	不良反应;不良事件发生率;严重不良反应发生率;因不良反应停药发生率;并发症发生率;生化指标;肝功能;肝肾功能;肾损害发生率;尿常规;心电图;氯喹血药浓度

注:TTCI (time to clinical improvement):临床改善时间;CT (computed tomography):电子计算机断层扫描;MRI (magnetic resonance imaging):磁共振成像;SF-36(the medical outcome study 36-item short-form health survey):健康调查简表;MODS (multiple organ dysfunction syndrome):多器官功能障碍;ARDS (acute respiratory distress syndrome):急性呼吸窘迫综合征;DIC (disseminated intravascular coagulation):弥漫性血管内凝血;ICU (intensive care unit):重症加强护理病房;ECMO (extracorporeal membrane oxygenation):体外肺膜氧合;APACHE (acute physiology and chronic health evaluation):急性生理与慢性健康评分;CURB-65 (confusion, uremia, respiratory rate, blood pressure,age≥65 years):英国胸科协会改良肺炎评分;NEWS (national early warning score):英国国家早期预警评分;SOFA (sequential organ failure assessment):序贯器官衰竭评分;HRCT (high resolution CT):高分辨率 CT;PSI (pneumonia severity index):肺炎严重指数。

　　由于指标清单过长,为了提高 Delphi 调查效率和质量,5 名指导小组的专家组对指标池中的指标是否保留进行讨论和投票,最终达成共识,保留 58 个指标并根据 COVID-19

轻型、普通型、重型、危重型和康复期进行归类[6]，形成了用于第 1 轮 Delphi 调查的初始指标清单。其中轻型包括 17 个指标，普通型包括 33 个指标，重型包括及 35 个指标，危重型包括 22 个指标，康复期包括 6 个指标。初始指标清单详见表 6-10。

表 6-10 第 1 轮 Delphi 调查结局指标清单

分型（数量）	结局指标
轻型（17）	体温复常时间；咳嗽消失时间；呼吸困难消失时间；消化道症状消失时间；TTCI；胸部 X 线检查；胸部 CT；血常规；C 反应蛋白；降钙素原；炎性细胞因子；淋巴细胞计数；D-二聚体；病毒核酸检测转阴时间；出院率（符合出院标准）；住院时间（日）；中医症状积分
普通型（33）	体温复常时间；咳嗽消失时间；咳嗽好转时间；呼吸困难消失时间；呼吸系统症状缓解率；消化道症状消失时间；TTCI；胸部 X 线检查；胸部 CT；心肌酶谱；血常规；C 反应蛋白；红细胞沉降率；降钙素原；炎性细胞因子；血气分析；血氧饱和度；PaO_2/FiO_2；淋巴细胞计数；CD4＋、CD8＋T 细胞计数；D-二聚体；凝血常规；全因死亡率；MODS 发生率；出院率（符合出院标准）；病毒核酸检测转阴时间；出院时间；重型/危重型化率；ICU 入住率；机械通气时间（日）/频次；氧疗时间（日）；中医证候疗效；中医症状积分
重型（35）	体温复常时间；呼吸频率；氧疗时间（日）；临床缓解率（转为普通型或痊愈）；TTCI；胸部 CT；血常规；C 反应蛋白；红细胞沉降率；降钙素原；炎性细胞因子；血气分析；血氧饱和度；PaO_2/FiO_2；淋巴细胞计数；CD4＋、CD8＋T 细胞计数；D-二聚体；凝血常规；心肌酶谱；病毒核酸检测转阴时间；全因死亡率；MODS 发生率；休克发生率；出院时间；DIC 评分；危重型化率；ICU 入住率；住院时间（日）；机械通气频次；机械通气时间（日）；ECMO 持续时间（日）；NEWS2 评分；CURB-65 评分；PSI 评分；中医证候疗效
危重型（22）	体温复常时间；临床症状缓解率；TTCI；炎性细胞因子；血气分析；血氧饱和度；PaO_2/FiO_2；淋巴细胞计数；CD4＋、CD8＋T 细胞计数；凝血常规；病毒核酸检测；MODS 发生率；休克发生率；全因死亡率；ICU 住院时间（日）；住院时间（日）；临床缓解率（转为普通型或恢复）；机械通气时间（日）；ECMO 持续时间（日）；APACHE II 评分；CURB-65 评分；PSI 评分
康复期（6）	胸部 X 线检查；胸部 CT；肺功能；SF-36 量表评分；间质性肺炎发生率；其他后遗症发生率

（二）Delphi 调查

研究邀请了 60 名专家参与第 1 轮 Delphi 调查，最终成功收回 52 份问卷，失访率为 13.3％。根据专家独立投票结果和共识标准，得到轻型关键指标 10 个，普通型关键指标 25 个，重型关键指标 34 个，危重型关键指标 22 个，康复期关键指标 5 个。此外，专家建议在 COVID-19 不同分型中增加体重指数（body mass index，BMI）、血常规、动脉血气分析、B 型钠尿肽（B-type natriuretic peptide，BNP）、心肌梗死指标、重症加强护理病房（intensive care unit，ICU）住院时间和免疫功能等指标。根据投票结果和专家反馈意见，指导小组召开会议对进入第 2 轮 Delphi 调查的指标进行讨论。为提高指标的集中度，对相同指标的不同表达方式再次进行合并调整。最终进入第 2 轮 Delphi 调查的指标包括：轻型 5 个指标，普通型 15 个指标，重型 20 个指标，危重型 15 个指标，康复期 5 个指标。（表 6-11）

表 6-11　第 2 轮 Delphi 调查结局指标清单

分型（数量）	结局指标
轻型（5）	体温复常（率/时间）；临床症状缓解（率/时间/评分）；淋巴细胞（计数/比率）；病毒核酸检测转阴（率/时间）；出院（率/时间，符合出院标准）
普通型（15）	复合事件发生率（ICU 住院、MODS、休克、死亡、重型或危重型化）；全因死亡率；出院（率/时间，符合出院标准）；病毒核酸检测转阴（率/时间）；胸部 CT；住院时间（日）；机械通气（频次/率/时间）；血氧饱和度；PaO_2/FiO_2；C 反应蛋白；炎性细胞因子（$TNF-\alpha$、$IL-1\beta$、$IL-6$、$IL-8$）；淋巴细胞（计数/比率）；免疫功能指标；临床症状缓解（率/时间/评分）；体温复常（率/时间）
重型（20）	全因死亡率；住院时间（日）；复合事件发生率（ICU 住院、MODS、休克、死亡、危重型化）；病毒核酸检测转阴（率/时间）；淋巴细胞（计数/比率）；免疫功能指标；炎性细胞因子（$TNF-\alpha$、$IL-1\beta$、$IL-6$、$IL-8$）；机械通气（频次/率/时间）；血氧饱和度；PaO_2/FiO_2；NEWS2 评分；CURB-65 评分；PSI 评分；SOFA 评分；DIC 评分；胸部 CT；临床症状缓解（率/时间/评分）；体温复常（率/时间）；呼吸频率；C 反应蛋白
危重型（15）	全因死亡率；休克发生率；ICU 住院时间（日）；住院时间（日）；血氧饱和度；PaO_2/FiO_2；机械通气时间（日）；APACHE Ⅱ 评分；CURB-65 评分；PSI 评分；SOFA 评分；淋巴细胞（计数/比率）；病毒核酸检测转阴（率/时间）；体温复常（率/时间）；ECMO 持续时间（日）
康复期（5）	胸部 CT；肺功能；SF-36 量表评分；间质性肺炎发生率；其他后遗症发生率

第 2 轮 Delphi 调查邀请 22 名专家参与，其中大部分的专家为参与 COVID-19 抗疫一线的临床专家。24 小时内共收回 20 份问卷，失访率为 9.1%。通过对结果进行统计，专家建议在以上共识指标中增加胸部 CT、呼吸频率、血气分析、APACHE Ⅱ 评分、乳酸和心理测试指标。基于第 2 轮 Delphi 调查结果，指导小组召开电话会议，讨论并确认最终进入共识会议的候选指标。经讨论，指导小组专家一致同意重型中增加 APACHE Ⅱ 评分，危重型中剔除 CRUB-65 评分、ECMO 持续时间，康复期中将其他后遗症发生率和间质性肺炎发生率合并为后遗症发生率。最终形成的共识会议指标清单包括：轻型 4 个指标，普通型 8 个指标，重型 16 个指标，危重型 12 个指标，康复期 4 个指标。（表 6-12）

表 6-12　共识会议结局指标清单

分型（数量）	结局指标
轻型（4）	体温复常（率/时间）；临床症状缓解（率/时间/评分）；淋巴细胞（计数/比例）；病毒核酸检测转阴（率/时间）
普通型（8）	复合事件发生率（ICU 住院、MODS、休克、死亡、重型或危重型化）；住院时间（日）；病毒核酸检测转阴（率/时间）；胸部 CT；血氧饱和度；PaO_2/FiO_2；临床症状缓解（率/时间/评分）；体温复常（率/时间）

（续表）

分型（数量）	结局指标
重型（16）	全因死亡率；住院时间（日）；复合事件发生率（ICU住院、MODS、休克、死亡、危重型化）；病毒核酸检测转阴（率/时间）；淋巴细胞（计数/比率）；免疫功能指标；机械通气（频次/率/时间）；血氧饱和度；PaO_2/FiO_2；PSI评分；SOFA评分；胸部CT；临床症状缓解（率/时间/评分）；体温复常（率/时间）；呼吸频率；APACHE Ⅱ评分
危重型（12）	全因死亡率；休克发生率；ICU住院时间（日）；住院时间（日）；血氧饱和度；PaO_2/FiO_2；机械通气时间（日）；APACHE Ⅱ评分；PSI评分；SOFA评分；病毒核酸检测转阴（率/时间）；体温复常（率/时间）
康复期（4）	胸部CT；肺功能；SF-36量表评分；后遗症发生率

（三）共识会议

共识会议于2020年2月24日举行，共邀请20名相关领域专家代表参与，包括呼吸及重症医学专家、中医药专家、循证医学专家、临床药理学家、统计学家、医学期刊编辑和临床决策者。参加共识会议的各利益代表群体无利益冲突。共识会议首先由课题组进行两轮Delphi调查结果的汇报，再由与会专家逐个对每个指标进行讨论共识。

结合Delphi调查结果，会议专家依据COVID-19不同分期的临床表现和疾病转归情况，从指标临床重要性、临床可行性以及指标稳定性等方面进行讨论并匿名投票表决，符合共识的指标将被列入COS-COVID。最终确立的COS-COVID包括：轻型1个核心指标（病毒核酸检测转阴时间）；普通型4个核心指标（住院时间、复合事件发生率、临床症状积分和病毒核酸检测转阴时间）；重型5个核心指标［复合事件发生率、住院时间、动脉血氧分压（PaO_2）/吸氧浓度（FiO_2）、机械通气时间和病毒核酸检测转阴时间］；危重型1个核心指标（全因死亡率）；康复期1个核心指标（肺功能）。（表6-13）

表6-13　COVID-19临床试验核心结局指标集（COS-COVID）

分型（数量）	核心结局指标
轻型（1）	病毒核酸检测转阴时间（日）#1
普通型（4）	住院时间（日）#2 复合事件发生率（重型化、危重型化、全因死亡）#3 临床症状积分#4 病毒核酸检测转阴时间（日）
重型（5）	复合事件发生率（危重型化、全因死亡） 住院时间（日） PaO_2/FiO_2 机械通气时间（日） 病毒核酸检测转阴时间（日）

（续表）

分型（数量）	核心结局指标
危重型（1）	全因死亡率
康复期（1）	肺功能

注：（1）病毒核酸检测转阴：连续两次痰、鼻咽拭子等呼吸道标本核酸检测阴性（采样时间至少间隔 24 h）。

（2）出院标准：①体温恢复正常 3 日以上。②呼吸道症状明显好转。③肺部影像学显示急性渗出性病变明显改善。④连续两次痰、鼻咽拭子等呼吸道标本核酸检测阴性（采样时间至少间隔 24 h）。

（3）重型（符合下列任何 1 条）：①出现气促，RR≥30 次/分。②静息状态下，指氧饱和度≤93%。③动脉血氧分压（PaO_2）/吸氧浓度（FiO_2）≤300 mmHg（1 mmHg＝0.133 kPa），高海拔（海拔超过 1 000 m）地区应根据以下公式对 PaO_2/FiO_2 进行校正：PaO_2/FiO_2×[大气压(mmHg)/760]。④肺部影像学显示 24～48 h 内病灶明显进展＞50% 者按重型管理。

（4）临床症状积分：对发热、咳嗽、乏力、气短、腹泻、体痛等 6 种常见且重要的临床症状进行总分，每一项评分为 0 分（无）、1 分（轻度）、2 分（中度）、3 分（显著性）。

三、讨论

本研究虽是在特殊的环境和要求下完成的一个快速的 COS 研究，但全程严格参照 COS-STAD 和 COS-STAR 规范进行实施与报告。本 COS-COVID 具有及时性和临床重要性。希望 COVID-19 相关临床研究和证据转化研究在方案设计和临床决策时积极采用 COS-COVID。对于合理使用 COS-COVID，有 3 点需要说明：①COS 是每个临床研究均应该报告的最小的指标集合，但具体的研究根据研究目的不同，可以加设必要的评价指标。②COS 不等于主要疗效指标，不同的研究根据其主要研究目的，可选择某个或几个 COS 指标作为主要疗效指标。③COS 没有限制干预的疗程和测量时点，但不同研究需在科学性和可行性基础上明确其干预疗程，COVID-19 疗程建议为 2 周及以上。此外，由于不同的药物可能产生的不良反应不同，因此 COS-COVID 未涉及安全性指标。但是，建议研究者报告临床试验中发现的所有的不良事件。

本研究存在一定局限性：①本研究指标池中的指标仅来源于 2 个临床试验注册库，未邀请临床医生和患者补充相关指标，因此可能存在潜在的重要指标缺失的情况。②由于研究正处新发传染病的流行时期，未邀请患者参与 Delphi 调查和共识过程，故病人的意见可能未得到充分反映。③不同利益群体代表数量可能不足，调查专家主要来自中国，地域代表性有一定欠缺。④共识会议以电话会议代替面对面的现场会议，讨论和投票环节受到一定的限制。⑤目前我们对于 COVID-19 转归的认识还不全面，因此相关评价指标及 COS 需要在实践中不断更新完善。此外，我们希望加强与国际相关学术组织交流，推动 COS-COVID 的应用与更新。

参 考 文 献

［1］ Jin X, Pang B, Zhang J, et al. Core Outcome Set for Clinical Trials on Coronavirus Disease 2019

(COS-COVID) [J]. Engineering，2020,6(10)：1147 – 1152.

[2] Williamson PR，Altman DG，Bagley H，et al. The COMET handbook：version 1.0 [J]. Trials，2017,18(3)：280.

[3] Kirkham JJ，Davis K，Altman DG，et al. Core outcome Set-STAndards for development：the COS - STAD recommendations [J]. Plos Medicine，2017,14(11).

[4] Kirkham JJ，Gorst S，Altman DG，et al. Core outcome set-STAndards for reporting：the COS - STAR statement [J]. Plos Medicine，2016,13(10).

[5] Kirkham JJ，Gorst S，Altman DG，et al. Core outcome Set-STAndardised protocol items：the COS - STAP statement [J]. Trials，2019,20(1)：116.

[6] 国家卫生健康委办公厅,国家中医药管理局办公室. 关于印发新型冠状病毒肺炎诊疗方案(试行第六版)的通知[EB/OL].[2020 – 02 – 18]. http://www. nhc. gov. cn/yzygj/s7653p/202002/8334a8326dd94d329df351d7da8aefc2. shtml.

第四节

中医药核心指标集研究展望

中医药临床研究中采用的疗效评价指标存在较为突出的问题,既有与西医临床研究相同的普遍性问题,也有自身的特殊性问题。开展中医药核心指标集(COS)研究,是解决中医药评价指标问题的有效途径。从全球范围看,COS 研究在不同地区、不同学科之间发展不平衡。近些年来,中医药 COS 研究发展较快,取得了一些阶段性成果,但也存在不少困难和挑战。为了更好解决 COS 研究发展中的问题,需要进一步深化认识,理清思路,抓住重点,整合力量,持续推进。

一、开展中医药 COS 研究的必要性

疗效是硬道理,是中医药数千年传承发展的根本。然而,疗效争议仍然是阻碍中医药临床应用、产业发展和走向世界的核心问题。中医医案主要是个体诊疗过程的宏观描述,缺少有对照形式的量化评估,属于经验级别的证据[1]。近几十年开展的临床研究又普遍存在方法学问题,其中评价指标问题是基础性关键问题,是导致研究浪费的重要原因,迫切需要开展 COS 研究。

1. 中医药临床价值评估的需要

中医药的疗效必须落实到具体病证上,用实实在在的研究证据回答临床医生和患者关切的问题。中医药的临床价值,即中医药对不同病种、证候或症状发挥的作用及作用强度,需要通过临床研究进行评价,揭示其作用规律和比较性优势。也就是说,好在哪? 需要用科学研究数据证明,而实现途径是对具体评价指标的测量和分析。过去一段时间,中医药

临床评价指标存在 3 个方面的主要问题：一是套用西医的指标体系，与中医药的疗效特点不匹配，导致"以西律中"问题的产生；二是对现有指标使用不规范或自拟一些指标，导致评价结果不科学、不实用，得不到公认；三是同类研究采用的指标差异大，导致不能进行数据合并分析。因此，必须建立符合中医药疗效特点和优势的评价指标体系，COS 研究是重要任务。

2. 中医药临床证据转化的需要

医生经验、研究证据和患者意愿是循证决策的"三要素"，其中研究证据是基础。分散的研究结果要成为科学决策的证据，需要通过证据转化研究，形成临床诊疗指南、临床路径、专家共识或药品说明书等产品供医务人员和相关决策者使用。在证据转化研究中，如果对疗效评价指标的价值缺乏研判，分不清哪些是重要指标，不利于研究结果的报告和应用：一是分析所有指标数据耗时费力，反之则存在指标选择性报告偏倚风险；二是应用证据进行决策时会存在误导，不重要的指标结果常常会夸大疗效。因此，在证据转化和应用时都需要明确核心指标，才能更好为不同群体（如医生、患者或决策者等）的循证决策提供支撑。

3. 中医药临床疗效诠释的需要

随着现代科学技术的快速发展和知识普及，以"可验证、可重复"为主要特征的科学概念已经深入人心。中医药的临床疗效要"知其然"，还要"知其所以然"，最终实现"知其所以必然"，这是中医药现代化的目标和任务。因此，中医药临床价值不仅是停留在宏观层面的概貌性认识，也有必要对微观层面的关联性变化进行分析。理论或机制层面的突破是中医药临床疗效跃升的前提，需要科学研究揭示其科学道理。一方面需要创新研究方法和指标体系，阐释中医药作用的规律和优势；另一方面要通过加强 COS 研究，为证据链的形成和评价奠定基础，推动实现宏观和微观层面证据的贯通。

二、开展中医药 COS 研究存在的困难与挑战

经过多年的研究实践，中医药 COS 研究已取得了阶段性进展，探索建立了研究方法和技术支持平台（ChiCOS）。但总体上 COS 研究的数量还不多，研究的力量还不大，研究成果的应用还不广，有不少困难和挑战有待解决，既有研究方法层面的问题，也有推广应用等问题。

1. 指标条目池构建问题

研制 COS 最为关键的环节是指标条目池的构建和共识过程，其中条目池构建的路径和效率对 COS 研究的进度和质量有重要影响。条目池构建主要有两个方面的问题：①指标表述不规范，导致评价指标的规范化处理和分类困难；由于缺乏标准化的指标库，需要用大量的时间去处理指标表述差异问题，导致工作效率低，也影响指标处理的标准化程度。②缺乏患者或照护者群体组织，导致患者关注的评价指标获取困难，也影响指标共识过程

的进度和质量。③指标测量方法报告不完整,同一个指标的测量工具、测量时点和测量主体等信息不全或缺失,影响指标测量属性的评估判定。

2. 体现中医药优势的指标缺乏

中医药 COS 研制的基本原则是"国际接轨＋中医特色",即构成 COS 的指标能得到国内外医学界的认可,同时还要体现中医药的作用特点和疗效优势。既往指标池的构建过程中发现,能体现中医作用特点的指标较少。主要原因是缺乏针对中医药作用特点和疗效优势相关的评价指标研究,不得不套用西医疾病评价指标,不利于对中医药临床价值的评估。因此,体现中医药疗效优势是中医药 COS 研究的难点,也是重点;基于现有的指标研制中医 COS 属于初级阶段,需要加快创建与中医药作用关联性强且测量属性好的核心指标。

3. 专业化研究力量不足

国际共识对提高 COS 研究结果的公认度和影响力非常重要。虽然在线问卷调查可打破地域界限,但中医药领域的特殊性影响国际共识的开展。数据分析显示,COS 研究者主要分布在欧美等发达国家[2],中国的 COS 研究力量薄弱。国外的中医药临床从业者参加研究工作较少,导致中医药 COS 研究实施国际共识难度大。目前,中医药 COS 研制团队较少,主要在天津、北京、成都等地,还没有形成建制性力量,也没有形成各学科联动的研究体系,呈现慢节奏和碎片化问题,中医药 COS 研究的关注度和中医药指标的影响力有待提升[3]。

三、中医药 COS 研究发展目标与任务

开展中医药 COS 研究是中医药临床研究质量提升的需要,也是中医药现代化发展的需要。基于中医药 COS 研究的现状和存在的问题,需要对后续研究工作进行前瞻性思考和系统谋划。

1. 发展目标

中医药 COS 研究的总体目标是建立符合中医药价值定位和学术界共识的核心指标集体系,以适应不同病证临床疗效评价和证据转化研究的需要。国际上 COS 研究发展历程和中医药 COS 研究实践表明,完善中医药 COS 体系需要较长的周期。基于当前的研究基础和条件,需要执行分步骤、分阶段的实现策略,设置近期目标和远期目标。

近期目标:用 5～10 年的时间,建立约 100 个中医药优势病证的核心指标集;系统整理中医药临床研究疗效评价指标,建立指标条目池,完成指标规范化处理和分类;探索建立宏观和微观结合、定性和定量结合的中医药特色指标研制技术方法,研制一批符合中医药作用特点和疗效优势的评价指标,并在临床研究中得到推广应用。

远期目标:再用 10～20 年的时间,研制完成常见病证临床疗效评价研究所需的核心指标集;形成符合中医药价值定位和疗效优势的指标体系,广泛应用于中药新药临床试验和

中成药上市后再评价研究。

2. 基本原则

围绕总体和阶段发展目标,中医药 COS 研究工作推进需要遵循一些基本原则,以保证 COS 研究工作的规范性、实用性和创新性。

(1)国际规范与中医特色相结合。中医药 COS 研究必须坚持以我为主,即指标要与中医药临床价值和优势相匹配;同时要重视遵循指标研究相关的国际标准,保证研究过程的科学性和规范化,提高 COS 的共识度和认可度。

(2)指标选择与指标测量相结合。COS 研究首先是解决"测什么"的问题,就是从现有的指标中选择重要指标,但不能解决指标测量方法不科学、不规范问题。需要进一步解决"怎么测"问题,就是要提供 COS 各指标的测量方法,从而提高 COS 的实用性。

(3)指标利用与指标创新相结合。目前临床研究广泛使用的多是西医疾病评价指标,欠缺体现中医药疗效优势的评价指标。中医药 COS 研究不仅要利用好现有指标,还要考虑研制与中医药临床价值定位相契合的新指标。指标利用和指标创新是一个循环递进的过程,也是 COS 更新的重要内容。

3. 重点任务

实现中医药 COS 研究发展目标,需要围绕重点任务开展基础条件建设、支撑平台建设、人才队伍建设,推动资源整合和成果应用。

(1)临床研究指标的系统整理。用于不同病种临床疗效评价的指标存在显著差异,指标数量从数十个到数百个不等,不同病种的指标间既有区别又有联系。为了系统化推进中医药 COS 研究,提高研究效率和质量,需要对常见病种的临床疗效评价指标进行系统全面的总结和规范化处理,建立标准化的指标条目池共享平台,为 COS 研究提供服务。对不同指标的不同测量工具也需要进行系统的整理和评估。

(2)证据转化研究指标的系统分析。COS 不仅用于新的临床研究,对系统评价/Meta 分析等证据转化应用也很重要。通过对证据转化研究报告的指标进行分析,不仅可以发现原始研究的评价指标问题,也可以评估二次研究是否存在选择性报告偏倚和不合理的数据合并问题。在问题分析基础上,探索完善证据转化研究中 COS 应用的方法和技术要点,逐步形成供证据转化研究应用的核心指标集清单。

(3)符合中医药价值定位的指标研制。中医理论体系与西医不同,对疾病的发生、发展认识存在较大差异,西医更关注具体的病,中医更关注整体的人。目前,对体现中医药治疗价值和优势的评价指标研究极少,导致中医药临床研究使用的几乎都是西医疾病疗效评价指标,这也是"以西律中"问题的根源。中医不仅能治病,也能治症状,还能治证候,中医的病和西医的病也存在本质的不同。因此,仅仅使用西医疾病指标来评价中医药的价值会存在偏差,需要开发符合中医药疗效优势的评价指标。准确认识中医药的临床价值和优势是首要任务,需要组建跨学科的专业化研究团体,明确中医药干预的优势在哪? 优势是什么? 继而研制可用于优势测量的指标及测量工具。

4. 保障措施

中医药COS研究有了良好的起步,但这是一项长周期的基础性工程,研究目标的实现不会一蹴而就,需要逐步深化、有序发展,需要不同主体的共同努力,通过做好顶层设计,完善保障机制,整合研究资源,持续推进。

(1)完善COS研究与转化应用协作机制。转化应用是推动中医药COS研究的动力。COS研究成果需要转化为学术团体的标准或相关政府的指导原则才能发挥更大的作用。因此,需要探索建立COS研究机构、COS应用主体、学术期刊和管理部门之间的联动,制定相应的政策,提高各方研制和应用COS的积极性和主动性。

(2)共建共享支持COS研究的技术平台。整体推进中医药COS研究协调发展,需要建立完善基础性支撑平台。中国核心指标集研究中心(ChiCOS)建立的技术平台主要具备研究注册、信息共享和问卷调查等功能。还需要加强临床疗效评价指标数据库的建立,实现指标收集、分类规范和测量工具等信息集成。平台的建立需要遵循共建共享的原则,一方面可以提高平台建设的效率和质量,同时可以避免资源分散和重复建设导致的资源浪费。COS研究平台建设是一项公益性、基础性工程,需要大量的资金投入,建议国家层面设立专项给予支持。

(3)加强组建交叉协同的COS研究团队。中医药COS研究目标的实现需要多学科融合的专业化研究团队。目前的中医药COS研究力量还很薄弱,从事中医药COS研究的人员多来自循证医学研究团队,没有形成一个目标和任务分工明确的联合体,需要从区域分布、专业分布和任务分工等层面进行顶层设计和规划。未来可依托不同地区的循证医学中心和国家药监局批准的临床研究相关重点实验室组建研究团队。中医药COS研究需要落实到各专科病种,依托相关学术团体的力量对中医药临床价值进行专业判断,有利于COS指标的共识和应用。创建中医药特色疗效指标还需要从事生理病理、检测技术和量表研制等专业的高水平研究者的协作,实现临床宏观表征和微观指标的贯通,形成符合中医药价值定位的创新指标,并开发测量属性良好的评价工具。

参 考 文 献

［1］赖世隆,胡镜清,郭新峰.循证医学与中医药临床研究[J].广州中医药大学学报,2000,17(1):1-8.
［2］史纪元,高亚,马新萍,等.COMET数据库核心指标集研究现状剖析[J].中国医药导刊,2020,22(1):53-58.
［3］张明妍,李凯,蔡慧姿,等.临床试验核心指标集研究发展概况及其在中医药领域的关键问题[J].中医杂志,2021,62(2):108-113.

附　录

中医药核心指标集研究团体标准

标准名称：中医药临床试验核心指标集研制技术规范。

标准编号：T/CACM 1339—2020。

发布机构：中华中医药学会。

发布时间：2020 年 7 月 2 日。

一、范围

本标准规定了临床研究核心指标集的研制技术流程。

本标准适用于中药临床研究核心指标集研制、中医非药物疗法临床研究核心指标集研制。

本标准适用于中医药从业者、临床研究者、企业研发人员使用。

二、术语和定义

下列术语和定义适用于本文件。

（一）临床试验　clinical trials

以人体（患者或健康受试者）为对象的试验，意在发现或验证某种试验药物的临床医学、药理学、其他药效学作用、不良反应，或者试验药物的吸收、分布、代谢和排泄，以确定药物的疗效与安全性的系统性试验。

（二）核心指标集　core outcome set；COS

健康或卫生保健某特定领域中所有临床研究都应该测量和报告的、最少的、共识的指标集合。

三、选题

（一）确定核心指标集适用范围

首先需要确定选题，即明确拟研制 COS 的适用范围。推荐根据具体实践场景、健康问题、目标人群和干预措施 4 个方面进行界定，不宜过于宽泛，应具体到具体病种及亚型。

1. 应用场景

确定要开展的研究适用的场景，涉及到临床研究、日常照护、养生保健（如太极拳、五禽戏）、中医治未病等。

2. 健康问题（疾病类型）

根据疾病的类别、亚型、分期等定位健康问题。例如冠心病心绞痛，应明确是稳定型还是不稳定型。

3. 目标人群

关于适用人群可与疾病分型综合考虑，说明 COS 适用的某疾病全部人群还是部分人群，可从证候分型、年龄、病程等方面进行明确。

4. 干预措施

明确干预措施的具体内容，主要包括：①明确拟开展的 COS 适用于所有类型的干预措施还是局限于某种特定干预措施。②明确具体干预措施包括内容，如中药、针刺、食疗、推拿、康复技术等。③明确是否存在加载治疗或联合用药的情况。

（二）论证研究的必要性

1. 确定是否有相似性研究

通过检索明确是否有发表或正在开展的同类核心指标集的研究，避免重复性工作。检索途径有：①检索文献数据库查找是否有研究发表。②检索 COMET（http：//www. comet-initiative. org/）数据库和中国临床试验核心指标集数据库（http：//www. chicos. org. cn/），查询是否有注册或发表的相关研究。

2. 评估 COS 研究开展的价值

在没有相关研究的前提下，评估开展一项 COS 研究的价值。可从以下 3 个方面进行评估：①临床试验设计有明确需求。②文献系统评价/Meta 分析有明确要求。③医疗卫生相关决策对指标选择有明确需求。

四、研究方案及注册

COS 研究开始前，需要制定研究方案并进行注册，推荐公开发表研究计划书。研究方案的信息包括：适用范围、研究方法、研究机构及成员、资助来源等。COS 研究需在 COMET 注册平台或中国临床试验核心指标集研究中心（ChiCOS）进行注册。

五、成立工作组

确定专家指导委员会和研究工作组成员。工作组负责日常研究任务和相关会议的召集，成员通常包括中西医临床专家、循证方法学家、临床研究者、政策制定者。专家指导委员会由本领域内高层次专家组成，负责项目总体方向把控和研究内容变更的决策。

六、构建指标池

（一）收集途径

指标收集途径包括 4 个部分：①已发表文献。②已注册的临床试验方案。③医生问卷调查。④患者问卷调查。

（二）数据库检索

1. 数据库选择

（1）文献数据库：中文数据库包括中医药临床证据数据库（EVDS）、中国知网（CNKI）、万方（WanFang）和中国生物医学文献数据库（SinoMed）；英文数据库包括 PubMed、Cochrane Library、Embase 和 Web of science 等。根据研究需要，可增加其他数据库。

（2）试验方案注册库：主要是中国临床试验注册平台（http://www.chictr.org.cn/）与 clinical trials.gov 注册平台，其他临床试验注册平台可根据具体情况增加。

2. 检索方法

（1）已发表临床试验文献：以疾病或健康问题作为主题词进行预检索，根据获得文献量调整检索式和样本选择方案。若检索题录较多，可限定年份，或以近 5 年样本为主；研究类型可限定为随机对照临床试验（RCT）。若检索题录较少，或为不常见疾病，推荐不限制年份及研究类型，扩大指标信息来源。

（2）已注册试验方案：以疾病为检索词进行检索，注册时间可不限制。

（三）数据提取

1. 提取表设计

课题组预先设计提取表，推荐使用 Access、Excel 等软件。提取信息包括纳入研究的基本信息、研究对象、干预措施和结局指标 4 个方面。其中结局指标信息包括指标名称、测量方法、测量时点及数据类型。

2. 提取方法

数据提取重点注意以下 4 个方面。

（1）培训数据提取人员，进行双录入，并交叉核对，如有分歧咨询第三方。

（2）提取信息需要完全遵循原文指标表达方式，保证原始数据库的真实性和可溯源性。

（3）提取表中需要设置备注项，随时记录特殊情况。

（4）做好提取过程的痕迹管理，数据改动需要记录。

（四）问卷调查

1. 调查对象

问卷调查对象是目标研究领域的专业医生及患者或其照护者。问卷调查的样本越大，收集的指标越全面，但需要权衡研究的可操作性和代表性。推荐选择跨地域、不同级别医院（一级、二级、三级），医院数量应在 5 家以上。

关于患者问卷调查，需要根据病证不同选择不同调查场合。推荐选择诉情能力较强的患者群体，以保障高效沟通。

2. 调查信息

提前设计调查问卷，问卷内容包括调查对象的基本信息及指标信息。为提取到最重要临床指标，医生问卷可设置开放式填写，要求填写关键指标数量≤5 个。患者问卷可提供引导式指标项目，便于患者理解参与。

3. 调查方法

问卷调查可以通过网站、手机 app、邮件和纸质材料等形式开展。纸质文件可以在医院（病房/门诊）或会场集中发放。

（五）指标整理

指标整理宜包括以下 2 个过程。

1. 准备过程

将提取的指标导入 Excel 表进行整理，以结局指标信息进行编号，并匹配相应的研究编号，方便查找溯源。

2. 整理过程

（1）进行相似性排序，将相同的指标去重，并记录所有报告该指标的研究编号和数量，记录每个指标的使用频次。

（2）将提取的原始结局指标进行规范化处理，使名称统一化、标准化。具体内容包括简称、别称、缩写、拆分、合并等，在保证原意不变的基础上进行规范化处理，将相同指标进行合并归类。为保证整理过程透明、条理清晰，推荐使用树状图。

（3）通过前两步层层筛选，得到所有指标种类名称及频次。

七、确定指标域

中医临床研究指标不仅具有一般临床研究的共性，还具有中医独特性，如中医症状和证候评价指标。指标域分类过程中，参照 COMET 手册中推荐的 12 类指标类型进行归类：死亡、理化检测、感染、疼痛、生活质量、心理健康、社会心理、功能状态、治疗增减情况、患者满意度、卫生资源利用率、不良反应。再根据指标的功能属性为依据，推荐按照 7 个指标域：中医病证、症状/体征、理化检测、生活质量、远期预后、经济学评估和安全性事件，将收集到的结局指标进一步分类整理，形成初始指标遴选条目清单。重视中医特色指标的表述和分类。

八、参与群体类型

COS 研究中主要相关群体包括：使用者、医学专业人员、临床试验员、监管部门人员、企业代表、政策制定者、科研人员、方法学家以及患者代表等。其中，使用者、医疗卫生专家及患者是必不可少的 3 个群体。医学专业人员中需要包括中医专家和西医临床专家，需要有丰富的专业经验或较高的学术影响。

九、问卷条目设置

在制定用于 Delphi 问卷调查初始指标条目清单时，需要注意指标池清单数量不宜过多。若指标＞80 个，则制定标准缩短清单；若指标数量不多，则所有指标均可纳入初始清单。

问卷设计过程中需注意的要点：①问卷调查方式。②医学术语需通俗化。③问卷条目顺序随机化。④要有开放性问题。

为了让问卷对象能够清楚了解研究目的，问卷说明中需要注重提示 4 个关键点：①临床重要。②国内外公认。③中医药疗效优势。④指标稳定且可测量。

十、德尔菲(Delphi)调查

（一）参与者

原则上，参与者的总样本量和相关群体组的样本量越大越好，但需根据研究需求和条件确定。第1轮Delphi调查人数应在100人以上，第2轮在50人以上。

（二）问卷调查形式

问卷调查可以通过专业网站、手机app、邮件和纸质材料等形式开展。从实施效率、质量控制和便捷性等角度，推荐手机app和网页途径，可以节省时间，保障研究质量。

（三）调查轮次

推荐进行2~3轮问卷调查，保证至少有1轮结果反馈。第1轮咨询主要目的是实现指标的聚焦，同时弥补可能存在的遗漏；第2轮进一步凝聚指标集中度，实现重要程度的基本分类。如果指标集中度不够，可以开展第3轮征询。

（四）信息回收

每一轮Delphi调查过程中，尽量要求2周内反馈。如果应答率较低，需要通过邮件、短信/微信、电话等进行提醒；应在2周内完成调查数据分析并安排下一轮问卷。每轮征询结束，分析参与者的积极系数，并适当调整调查问卷发放对象，以提高研究质量和效率。

（五）评分机制

应用Likert量表评分方法，对指标的重要性进行评分。每一个条目分值设置为1~9分和"不确定"，从1分到9分重要程度依次递增，并进行划分：1~3分为"不重要"，4~6分为"重要但不关键"，7~9分为"关键"；如果参与者不能确定指标条目是否重要，可以填"不确定"。

（六）反馈机制

反馈内容包括以下3个方面。

（1）参与者在上一轮中增加的新指标条目。

（2）所有参与群体每个指标条目的回复数量和分数分布情况，以及参与者自己的在上一轮的评分。

（3）若参与者前后两次的评分变动过大，如参与者将分值从上一轮的"不关键"改为"关键"，或者从"关键"改为"不关键"，则要求注明更改理由。

推荐以图形方式提供每个指标的分数分布,保障信息传递清楚且便于理解。

（七）条目变动原则

条目变动指不同轮次调查问卷中指标条目的增加或删除。条目增加或删除应事先制定严格的标准,如果第 1 轮问卷反馈增加的条目与以往不重复,建议全部纳入下一轮问卷调查中;若需舍弃一些指标,应该在研究方案中明确说明剔除标准。

（八）应答率保证

Delphi 调查下一轮的参与者是上一轮调查的完成者,轮次间若出现不应答,则会影响结果。建议从以下方面提高应答率。

（1）问卷条目清单不要过长,10 min 以内可以评完为宜。

（2）整个调查时间跨度从第 1 轮开始到最后一轮结束不要太长,1～2 个月为宜。

（3）调查的时段应避开大型节假日,如寒假、暑假等。

（4）通过邮件、短信等方式提醒后进者,防止遗忘或信息丢失。

（5）针对患者,优先请其负责医生进行问卷调查,提高依从性。

（6）在致谢部分对参与研究人员表达谢意。

十一、COS 共识认定方法

通过 Delphi 调查确定核心指标集的候选条目之后,需要召开不同参与群体的高级代表通过讨论达成共识,确定最终的核心指标集。这一阶段是核心指标集形成的重要环节,实施过程质量控制对 COS 的质量非常关键,需要主要参与群体代表进行充分讨论。重点把握以下几个重点内容。

（一）共识标准

共识会前要明确达成共识的标准。共识标准为:如果某个指标取得了大于 70% 的"关键"评分（7～9 分）支持,则优先推荐。

（二）共识会议

通过面对面的形式召开共识会议,如果遇到特殊情况,可以召开网络视频会议。主要研究者将 Delphi 调查过程和确定的核心指标集候选条目向会议专家清晰报告。在充分讨论后,由不同参与群体的参会代表投票表决。根据投票结果再次讨论,达成共识。如发生意见冲突,采用名义小组法进行解决。

（三）成员要求

1. 资格条件

邀请完成所有 Delphi 调查的各利益群体代表、指导委员会成员、工作组成员及未参加先前研究过程的各利益群体资深专家代表。保证每个群体均有人参加,除患者以外,需要考虑专家在健康领域的专长、级别和学术影响力。邀请中医药领域资深临床专家尤其是本领域的院士、国医大师、全国名中医和学术团体负责人等,能够保证共识会的水平,提高结果的公认度和权威性。

2. 代表数量要求

结合研究需要和实施条件,建议中医药 COS 研究共识会代表规模为 20～30 名,临床专业代表不少于 1/3。

在确定每个相关群体代表的数量时,需要考虑以下 5 个原则。

（1）中西医临床专家保持平衡。

（2）尽可能增加资深专家的数量。

（3）一定要有患者代表参加。

（4）临床研究者、系统评价员及指南制定者等 COS 使用者之间保持平衡。

（5）专家地域分布具有代表性。

3. 会议时间、地点

会议地点和召开时间可事先征求参会者,以大多数参与者可参与为首选。会议时间根据讨论内容多少及共识情况确定。

十二、成果报告

（一）定义核心指标

COS 作为最少的、最重要的指标集合,一般仅包含几个核心指标。需要对将这些指标进行规范化描述,最好匹配一份指导性说明书以便理解应用。

（二）报告规范

参考 COS 报告规范 COS‐STAR,逐条进行描述,保证 COS 研究报告的透明度和完整性。中医药 COS 研究报告可适当增加中医药特色内容。

（三）更新与修订

COS 研究是不断发展完善的过程。需要根据医学进展和应用反馈更新修订,特别要关注中医药特色优势指标的更新应用。在推广应用的过程中,需要定期评估,确保其实用性和先进性。COS 评估更新周期一般为 2～5 年。

附录二

新型冠状病毒肺炎核心指标集

一、John Marshall 团队研制的核心指标集

加拿大多伦多大学 John Marshall 为组长的世界卫生组织 COVID - 19 感染临床特征工作组研制了 COVID - 19 疗效评价核心指标集,于 2020 年 6 月发表在 *The Lancet Infectious Diseases* 杂志上[1],共有 3 个核心指标。相关研究结果见表附-1、表附-2。

表附-1　WHO 新型冠状病毒临床研究建议核心指标集

核心指标 Core outcomes	说　明 Explanation
病毒负荷 Viral burden	用定量 PCR 或循环阈值检测严重急性呼吸综合征冠状病毒 2 的半定量病毒 RNA;鼻咽拭子与最高的病毒载量有关 　Semiquantitative viral RNA of severe acute respiratory syndrome coronavirus 2 as measured by quantitative PCR or cycle threshold; nasopharyngeal swabs are associated with the highest viral load
生存 Survival	出院时或 60 日时的全因死亡率 All-cause mortality at hospital discharge or at 60 days
临床进展 Clinical progression	在研究过程中每日测量 WHO 临床进展量表(表附-2) 　WHO Clinical Progression Scale measured daily over the course of the study

表附-2　WHO 新冠肺炎临床进展量表(WHO clinical progression scale)

患者状态 Patient State	描　述 Descriptor	评分 Score
未感染 Uninfected	未感染;未检测到病毒 RNA Uninfected; no viral RNA detected	0
活动性轻型疾病 Ambulatory mild disease	无症状的;检测到病毒 RNA Asymptomatic; viral RNA detected	1
	有症状的;可自理 Symptomatic; independent	2
	有症状的;需要援助 Symptomatic; assistance needed	3
住院:普通型疾病 Hospitalised; moderate disease	住院;未接受氧气治疗 Hospitalised; no oxygen therapy*	4
	住院;面罩或鼻导管吸氧 Hospitalised; oxygen by mask or nasal prongs	5

（续表）

患者状态 Patient State	描　述 Descriptor	评分 Score
住院：重型疾病 Hospitalised：severe diseases	住院；无创通气或高流量吸氧 Hospitalised；oxygen by NIV or high flow	6
	插管和机械通气，$pO_2/FiO_2 \geqslant 150$ 或 $SpO_2/FiO_2 \geqslant 200$ Intubation and mechanical ventilation，$pO_2/FiO_2 \geqslant 150$ or $SpO_2/FiO_2 \geqslant 200$	7
	机械通气 $pO_2/FiO_2 < 150$（$SpO_2/FiO_2 < 200$）或血管加压素 Mechanical ventilation $pO_2/FiO_2 < 150$（$SpO_2/FiO_2 < 200$）or vasopressors	8
	机械通气 $pO_2/FiO_2 < 150$ 和血管加压素，透析或体外膜肺氧合 Mechanical ventilation $pO_2/FiO_2 < 150$ and vasopressors，dialysis，or ECMO	9
死亡 Dead	死亡 Dead	10

注：ECMO：体外膜肺氧合 extracorporeal membrane oxygenation；FiO_2：吸入氧气分数 fraction of inspired oxygen；NIV：无创通气 non-invasive ventilation；pO_2：血氧分压 partial pressure of oxygen；SpO_2：血氧饱和度 oxygen saturation。＊：如果仅因隔离而住院，按门诊病例进行记录 If hospitalised for isolation only，record status as for ambulatory patient.

二、Allison Tong 团队研制的核心指标集

牵头人：Allison Tong 阿利森·堂（悉尼公共卫生学院，悉尼大学）

在弗林德斯大学和澳大利亚冠状病毒肺炎临床循证工作组支持下，悉尼大学 Allison Tong 组织全球多个国家的跨学科专家研制新冠肺炎核心指标集。共有 111 个国家的 9 289 名受访者参与研究。研究结果于 2020 年 11 月发表在 *Critical Care Medicine* 杂志上[2]。采用分层方式表述新冠肺炎疗效评价指标。（表附-3）

表附-3　新型冠状病毒核心指标集 COVID-19-COS

指标域 Outcome Domain	指　标 Outcomes
核心指标 Core outcomes	死亡率（mortality）；呼吸衰竭（respiratory failure）；多器官衰竭（multiorgan failure）；呼吸短促（shortness of breath）；恢复（recovery）
第 2 层次指标 Tier 2	心血管疾病（cardiovascular disease）；胸痛（chest pain）；咳嗽（cough）；抑郁（depression）；发热（fever）；疲倦（fatigue）；医院获得性感染（hospital-acquired infection）；住院（hospitalization）；家庭影响（impact on family）；生活参与（life participation）；肺功能（lung function）；肺纤维化（lung scarring fibrosis）；氧饱和度（oxygen saturation）；肺炎（pneumonia）；败血症/败血症性休克（sepsis/septic shock）；病毒载量/清除率（viral load/clearance）

(续表)

指标域 Outcome Domain	指标 Outcomes
第3层次指标 Tier 3	急性肾损伤(acute kidney injury);贫血/缺铁(anemia/iron deficiency);焦虑(anxiety);认知(cognition);神志失常(delirium);糖尿病(diabetes);头晕(dizziness);吞咽困难(dysphagia);财务影响(financial impact);消化系统问题(gastrointestinal problems);头痛(headache);免疫和抗体(immunity and antibodies);肌肉疼痛(muscle pain);创伤后应激障碍(post-traumatic stress disorder);身体功能(physical function);味觉和嗅觉(taste and smell)

三、张俊华、张伯礼团队研制的核心指标集

由天津中医药大学临床试验核心指标集(ChiCOS)中心组织研制 COS - COVID,于 2020 年 3 月在 *Engineering* 杂志发表[3],是首个公开发表的新型冠状病毒肺炎临床评价核心指标集。

COS - COVID 的最终核心指标集按照病情轻重分级:轻型(1 个指标)、普通型(4 个指标)、重型(5 个指标)、危重型(1 个指标)及康复型(1 个指标)。(表附- 4)

表附- 4　COS - COVID 新冠肺炎核心指标集

类型(数量) Type (amount)	指标 Outcomes
轻型[c] Mild[c](1)	病毒核酸检测转阴时间[a](日) Time to 2019 - nCoV RT - PCR negativity[a](d)
普通型[c] Ordinary[c](4)	住院时间[b](日);复合事件发生率(重型化、危重型化及全因死亡);临床症状积分[d];病毒核酸检测转阴时间 Length of hospital stay[b](d); composite events (total number of patients diagnosed as the types of severe, critical, and all-cause death); score of clinical symptoms[d]; time to 2019 - nCoV RT - PCR negativity
重型[c] Severe[c](5)	复合事件发生率(危重型化、全因死亡);住院时间(日);PaO_2/FiO_2;机械通气时间(日);转阴时间 Composite events (total number of patients diagnosed as type critical and all-cause death); length of hospital stay (d); PaO_2/FiO_2; duration (d) of mechanical ventilation; time to 2019 - nCoV RT - PCR negativity
危重型[c] Critical[c](1)	全因死亡率 All-cause mortality
康复型 Rehabilitation(1)	肺功能 Pulmonary function

注:[a]病毒核酸检测转阴:连续两次病毒核酸检测阴性(采样时间至少间隔 24 h)。

[a]Negativity: two consecutive negative results (sampling interval of at least 24 h) of the 2019 - nCoV nucleic acids

tests of respiratory pathogens.

[b]出院标准：①体温恢复正常 3 日以上。②呼吸道症状明显好转。③肺部影像显示急性渗出性病变明显改善。④两次核酸检测阴性。

[b]Discharge standards：① normal body temperature for more than three days. ② significant recovered respiratory symptoms. ③lung imaging showing obvious absorption and recovery of acute exudative lesion. ④ negativity of nucleic acids tests performed twice.

[c]轻型：临床症状轻微,影像学未见肺炎表现。普通型：患者有发热、呼吸道症状,影像学上可见肺炎表现。重型(符合下列任何 1 条)：①出现气促,RR≥30 次/min。②静息状态下指血氧饱和度＜93％。③PaO$_2$/FiO$_2$≤300 mmHg(1 mmHg＝0.133 kPa)。④肺部影像学显示 24～48 h 内病灶明显进展＞50％者按重型管理。危重型(符合其中以下任何 1 条)：①出现呼吸衰竭,需要机械通气。②发生休克。③并发其他器官衰竭,需 ICU 治疗。

[c]Mild type：the clinical symptoms are mild and no pneumonia manifestation can be found in imaging. Ordinary type：patients have symptoms like fever, respiratory tract symptoms, and pneumonia manifestation can be seen in imaging. Severe type (meeting any of the following)：①respiratory rate≥30 times · min^{-1}. ② oxygen saturation＜93％ at a rest state. ③PaO$_2$/FiO$_2$≤300 mmHg (1 mmHg＝0.133 kPa). ④patients with＞50％ lesions progression within 24～48 h in pulmonary imaging. Critical type (meeting any of the following)：① respiratory failure occurred and mechanical ventilation required. ②shock occurred. ③complicated with other organ failure, ICU treatment required.

[d]临床症状积分：对发热、咳嗽、乏力、气短、腹泻和体痛 6 种常见且重要的临床症状进行总分,每一项症状评为 0 分(无)、1 分(轻度)、2 分(中度)、3 分(显著性)。

[d]Score of clinical symptoms：a total score of six common and important clinical symptoms, including fever, cough, fatigue, shortness of breath, diarrhea, and body pain, each of which can be scored as 0 (no), 1 (mild), 2 (moderate), or 3 (significant).

参 考 文 献

[1] WHO Working Group on the Clinical Characterisation and Management of COVID‐19 infection. A minimal common outcome measure set for COVID‐19 clinical research [J]. Lancet Infect Dis, 2020, 20(8)：e192‐e197.

[2] Tong A, Elliott JH, Azevedo LC, et al. COVID‐19‐Core Outcomes Set (COS) Workshop Investigators：Core Outcomes Set for Trials in People With Coronavirus Disease 2019 [J]. Crit Care Med, 2020,48(11)：1622‐1635.

[3] Jin X, Pang B, Zhang J, et al. Core Outcome Set for Clinical Trials on Coronavirus Disease 2019 (COS‐COVID) [J]. Engineering (Beijing), 2020,6(10)：1147‐1152.

附录三

中国临床试验核心指标集研究大事记

一、中国临床试验核心指标集研究中心成立仪式

2019 年 7 月 19 日,中国临床试验核心指标集研究中心(以下简称中心)揭牌仪式在天津中医药大学新校区召开。中国循证医学中心创建主任、《中国循证医学杂志》主编李幼平

教授，天津中医药大学党委书记李庆和教授，天津中医药大学循证医学中心主任张俊华研究员，四川大学华西期刊社杜亮社长，Cochrane China 副主任喻佳洁副研究员，《中国循证医学杂志》编辑部主任张永刚博士，以及天津中医药大学循证医学中心师生 20 余人参加了揭牌仪式。（图附-1）

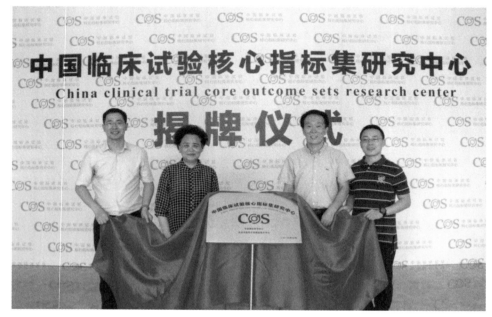

图附-1　ChiCOS 揭牌仪式

揭牌仪式后，召开了中心工作会议。张俊华主任做中心发展规划工作报告，分析了临床研究结局指标存在的问题，结合国外研究进展和天津中医药大学循证医学中心 10 多年的工作积累，提出中心重点工作八项任务及实施路径。各位专家围绕工作重点和运行机制进行了讨论并达成共识。

二、首届"循证医学与核心指标集（COS）研制方法"培训班成功举办

2019 年 7 月 20～21 日，"循证医学与核心指标集（COS）研制方法"培训班在津举行。中国循证医学中心创建主任李幼平教授、天津中医药大学循证医学中心主任张俊华研究员、四川大学华西期刊社杜亮社长、天津中医药大学期刊编辑部主任于春泉研究员、《中国循证医学杂志》编辑部主任张永刚博士、天津中医药大学循证医学中心张明妍博士及杨丰文博士围绕循证医学、循证中医药学、核心指标集构建方法等内容进行授课。来自多个省市的临床医生、科研人员、研究生等共 80 余人参加培训。（图附-2）

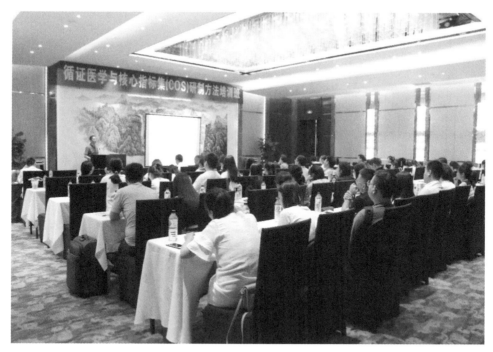

图附-2　培训班现场

三、ChiCOS 成员参加在英国召开的 ICTMC 年会和 COS 研讨会

2019 年 10 月 6～9 日，第五届国际临床试验研究方法学大会（5th International Clinical Trials Methodology Conference，ICTMC）在英国布莱顿（Brighton）成功召开，国际 COMET 协作网主席、英国利物浦大学 Paula Williamson 教授担任大会主席。大会设置了主题报告，4 个分会场，6 个会前培训会（Pre-conference educational workshops）。来自全球从事临床研究、科研工作、统计学、循证医学相关研究工作的 700 余名代表参加了大会。

中国临床试验核心指标集研究中心（ChiCOS）成员张明妍博士后、蔡慧姿博士作为代表参加此次会议，并参加 COS 专题培训会（Educational Workshop）。参会代表与国际 COMET 协作网主席、英国利物浦大学 Paula Williamson 教授团队进行了交流，转达了张俊华主任对大会的祝贺，报告了 ChiCOS 进展情况，并进行了讨论。（图附-3）

四、ChiCOS 平台建设

ChiCOS 数据库平台是首个中文 COS 研究支持系统。

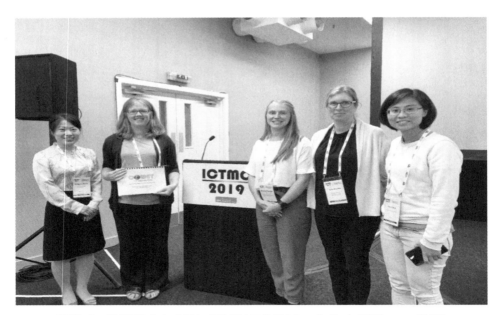

图附-3 ChiCOS 中心成员与 COMET 工作组(左二为 Paula Williamson 教授)

　　平台主要包括 4 种功能：①检索功能,获取 COS 相关研究信息。②注册功能,作为 COS 相关研究的中国注册平台和方案公开平台。③德尔菲在线调查功能,可自动化制定问卷并进行统计分析。④培训功能,COS 各利益相关群体可利用网站更新的学习资料学习 COS 相关方法。